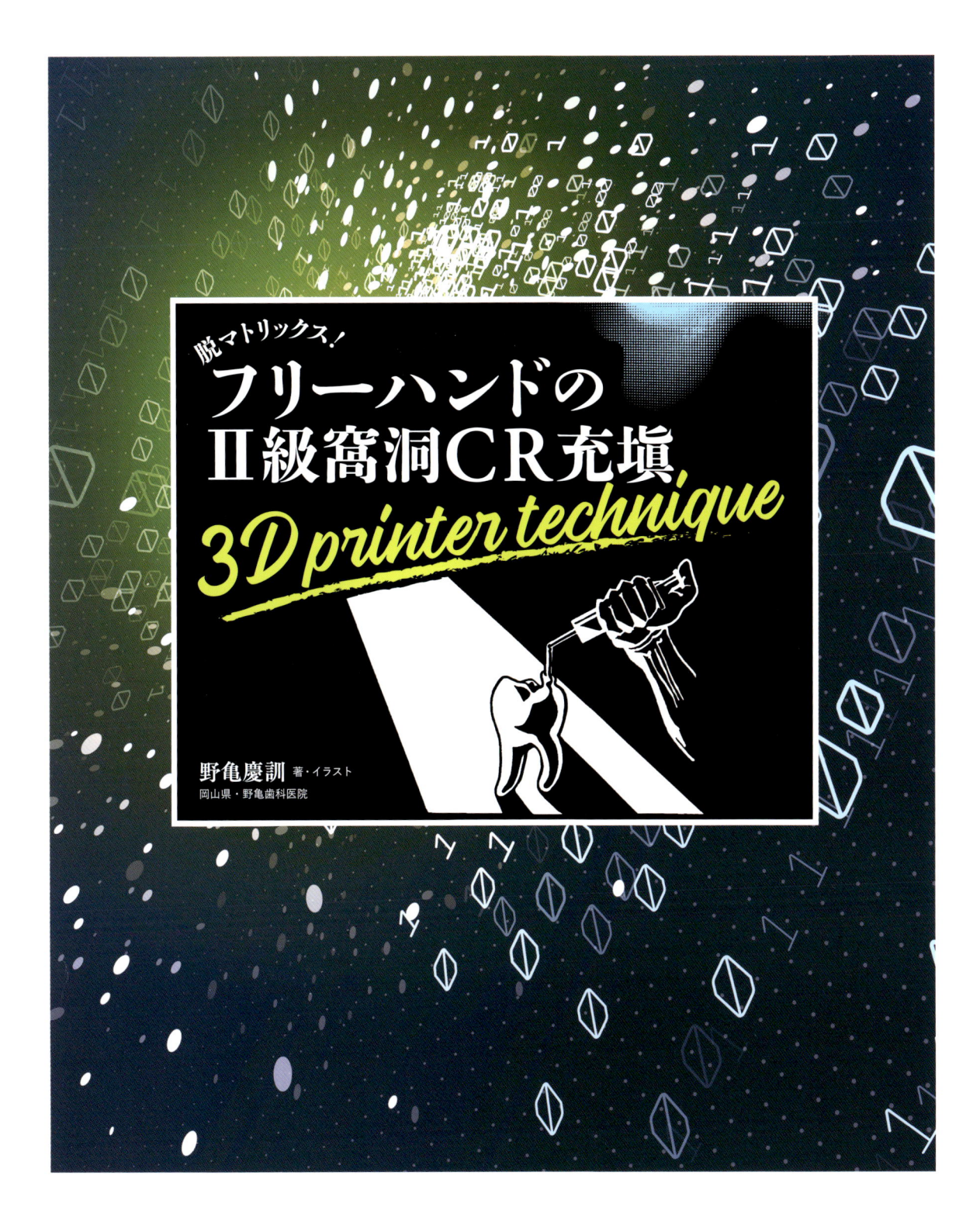

脱マトリックス！

フリーハンドの
Ⅱ級窩洞CR充塡
3D printer technique

野亀慶訓 著・イラスト
岡山県・野亀歯科医院

刊行にあたって

「II級窩洞のCR充填にはマトリックスが必要」

これはCR修復の常識であり、現在まであらゆるタイプのマトリックスが登場してきた。しかし、「これがあればすべてのケースで対応可能」というマトリックスは存在せず、多くの歯科医師が複数のマトリックスを駆使して対応してるのが現状である。それなのに、新製品が出るたびに試しに買ってしまうのではないだろうか。

院内に消耗品が増える一方で、つねにスタッフは在庫管理に追われる。ずっとサポートがあればよいが、たいていのものはそのうち新製品に置き換わり、その消耗品が手に入らなくなると買い替えを余儀なくされる。

また、拡大視野下における治療が一般化してきたことで、マトリックスの完璧な適合の難しさ、それを伝って漏れ出たバリの処理、天然歯様の形態に賦形する困難さに気づいてしまい、辟易している歯科医師も多いのではないかと推察する。

これらのことから、II級窩洞からはインダイレクト修復を選択される歯科医師は多い。

皆、知らず知らずのうちにマトリックスに支配されているのである。

しかし、筆者は気づいてしまった。

「II級窩洞にマトリックスは必須ではない」ことに。

筆者の開発した3D printer techniqueは、先生方をマトリックスの支配から解放し、フリーハンドで自由自在にII級窩洞を攻略できるようにする可能性をもったテクニックである。

治療環境の照明により、フローレジンを緩徐に硬めながら積み上げることで、さながら3Dプリンターのように立体造形するこのテクニックはII級充填はもちろん、アイデア次第では他にもさまざまな臨床シーンで役立つことだろう。

本書はその全貌を包み隠ず公開しており、一読すればテクニックを始める足掛かりを必ず掴めるハウツー本となるよう、全精力を注いで書き上げた。

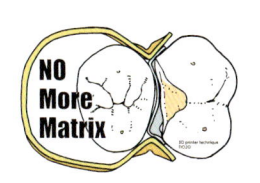

2025年3月

野亀慶訓

Contents

CHAPTER 5 　3D printer techniqueを活かした症例集

ブックデザイン｜安倍晴美

CHAPTER 1

3D printer technique とは何か？

3D printer techniqueとは何か？

概要

Ⅰ. 考案に至るきっかけ

　2016年、マイクロスコープ「ライカM320」を導入し顕微鏡歯科治療にのめり込んだ筆者は、日本における顕微鏡歯科治療のパイオニアである三橋 純先生に師事した。師の教えからモータライズドマイクロスコープの有用性、必要性を感じ、2017年に「プロエルゴ」を購入。その後も見学のためにクリニックへ何度も足を運んだ。

　そこで教えていただいたフローレジンの表面張力を利用して滑らかな充塡を行うテクニックである「Surface Tension Control Technique」[1]に感銘を受け、見様見真似で取り組んでいた。あるとき、オレンジフィルターをかけ忘れてこれを行った結果、マイクロスコープの強力な照明によりフローレジンが硬化を開始して失敗してしまった（図1）。

　しかし、その失敗から「マイクロスコープの照明でフローレジンが硬化を開始してしまうのであれば、3Dプリンターと同じことができるのではないか？」という発想に至った。おそらく、使用しているマイクロスコープのライトがハロゲン光源である三橋 純先生は、オレンジフィルターをかけ忘れてもほとんど硬化を起こすことがないため、そのような発想に至らなかったが、筆者の顕微鏡はキセノン光源であるため、硬化が顕著に発現し、思いついたテクニックであるといえる。

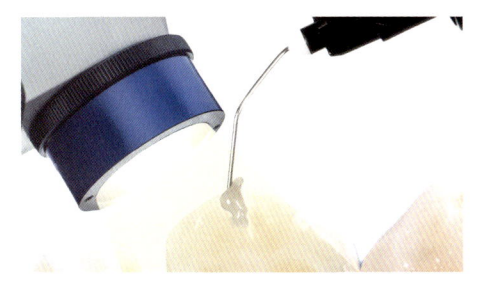

図❶　3D printer technique は三橋 純先生考案の Surface Tension Control technique をオレンジフィルターをかけ忘れて強力な光源下で行ってしまったために硬化反応を起こして失敗した経験から生まれた

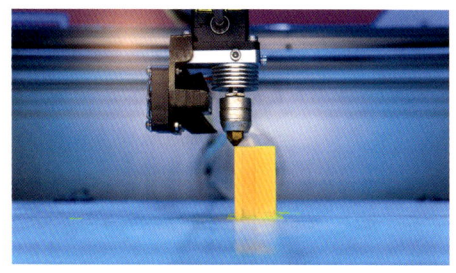

図❷　名称のモデルとなった材料噴射方式（マテリアルジェット方式）の3Dプリンター。UVライト下で、アーム上を動くノズルから光硬化性樹脂を噴射しながら硬化させて積層造形していく方式

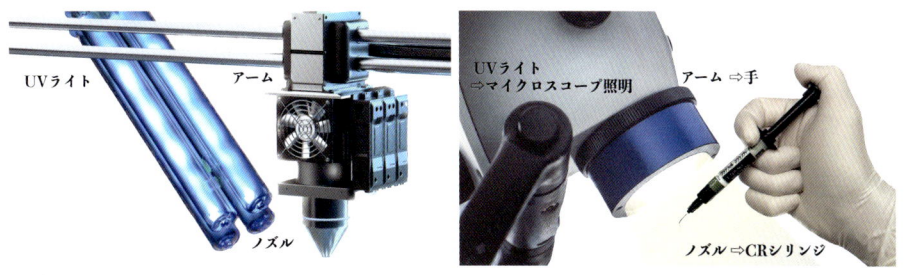

図❸　材料噴射方式3Dプリンターの要素は3つ。レジンの硬化反応を惹起するUVライトと、ノズルを動かすアームと、レジンを噴射するノズルである。この3つをそれぞれUVライトをマイクロスコープ照明に、アームを術者の手に、ノズルをCRシリンジに持ち替えれば口腔内で3Dプリンターを再現できる

　これが2018年ごろのことで、このころ歯科治療におけるデジタルへの注目が高まりを見せていた。デジタル機器における3Dプリンターの活用が話題になってきている時期であったことも、発想のきっかけとなったと思われる。

　テクニックのイメージは、UVライト下でアーム上を動くノズルから、光硬化性樹脂を噴射しながら硬化させて積層造形していく材料噴射方式（Material Jetting 方式）3Dプリンター装置である（図2）。この装置の3つの要素である「UVライト」、「アーム」、「ノズル」をそれぞれ「マイクロスコープ照明」、「術者の手」、「CRシリンジ」に持ち替えれば、口腔内で3Dプリンターと同様のことが再現できるだろうという発想である（図3）。

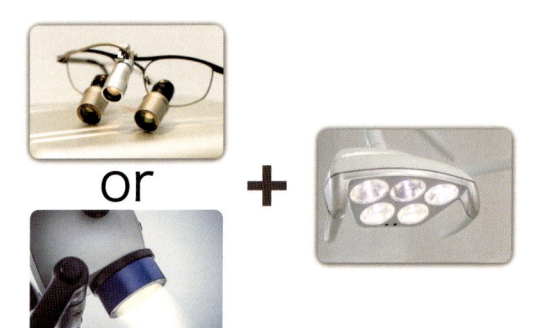

図❹　3D printer technique はマイクロスコープの照明で行うテクニックとして論文を発表したが、必要なレジンの硬化反応を惹起させる条件さえ満たせば拡大鏡のライト単体、それで足りなければ無影灯を加えることでも行えたとの報告もある。LED照明の進歩とともに波長域が広くなり、光量も強くなっていることやユニットの無影灯も強力なLEDへの置き換えが進んでいることが影響している

その後、さまざまな試行錯誤を重ね、術式を確立して現在に至っている。

2．3D printer technique の定義

　当初3D printer techniqueは、筆者の手持ちの拡大鏡（ルーペ）の光源では十分な硬化が得られなかったことから、マイクロスコープの強力な光源の使用が前提となるテクニックとして発表した。そのため、「マイクロスコープの照明によりフローレジンの硬化反応を惹起することにより、材料噴射式3Dプリンターの要領で積層し造形を行うテクニック」と定義し、マイクロスコープを使用して行う独自のテクニックと位置づけていた。しかしながら最近は、拡大鏡を使用される先生から、「拡大鏡の照明に強力なものを用いつつ、ユニットのLED無影灯を合わせたところ、行うことができた」という情報も届いているので、必ずしもマイクロスコープに限定したテクニックというわけではなく、「テクニックに必要な硬化反応が得られるだけの照明でフローレジンの硬化反応を惹起することにより、材料噴射式3Dプリンターの要領で積層し造形を行うテクニック」と再定義している（**図4**）。

　「Ⅱ級窩洞をマトリックスを用いずにフリーハンドで充塡するための技術」として認知されてきているように感じるが、筆者はそれだけに限らず、日常臨床のさまざまなシーンでこれを応用している。

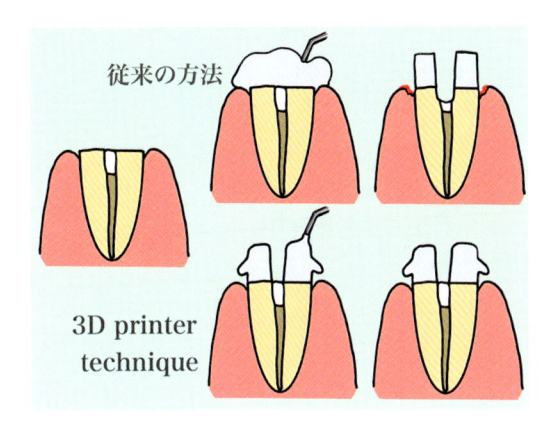

図❺ フローレジンを使用しての隔壁作製時、フローを保ったままでは不要なところにレジンが垂れ流れてしまう。それを硬化させたのちに不要な部分を切削して調整すると、歯肉を傷つけたり不要な歯質切削を伴う。3D printer technique を用いれば、狙ったとおりに形を造形できるため、のちに形を調整する必要がない

3. 応用方法

　このテクニックの強みは、口腔内でフローレジンを使って、直接3Dプリンターのように構造物の造形を行うことができる点にある。

　賦形のための難しいインスツルメント操作を必要とせず、フローレジンシリンジを動かすだけで、自由自在に賦形していくことができる。その造形技術を高めさえすれば、CR修復治療において非常に有用な手法となる。

　とくに隣接面窩洞の充填において煩雑になりやすいマトリックス装着の手間を省くことができ、本書では次項から主として、Ⅱ級窩洞充填への応用方法について記す。

　しかし、その他にも、3D printer technique はアイデア次第でさまざまな場面に応用が可能となる。

　たとえば、歯内療法における隔壁の作製では、従来コアレジンを全体に盛り上げて硬化させてから、マージンから垂れ溢れた余剰なレジンを削り取り、中央をくり抜く方法を採っていた。この場合、余剰レジンを除去したり、中央をくり抜く手間と材料の無駄、加えて不要な歯質の切削や歯肉の損傷が生じる。

　しかし、3D printer technique を用いることで、溢れ出させずに立体的に固めながら築盛することが可能となるため、隔壁部分のみを造形できる。そのため、後から切削して整える手間が不要となる。また、隔壁の四隅にクランプをかけやすく、

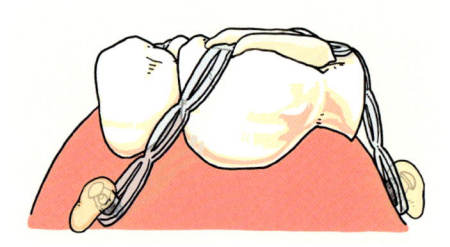

図❻　部分矯正時に、エラスティックチェーンを安定してかけておくための簡単なフックやレールなどの補助装置を口腔内で直接作製できる

外れにくくなるような突起を造形することで、根管治療中にラバーダムを安定してかけられる工夫を施すこともできる（**図5**）。

　また、部分矯正で歯科矯正用アンカースクリューにエラスティックチェーンをかける際、フックが小さいためにうまくかからなかったり、次回の来院までに外れてしまうことがある。筆者はこのフックの先端に3D printer techniqueを使ってキノコの傘のような構造を作り、エラスティックチェーンをかけやすく外れにくくなるように工夫している。

　同じく部分矯正で歯冠にエラスティックチェーンをスリングするようなかけ方をすると、次回来院までにエラスティックチェーンがずれて歯間にめり込んでしまうことを経験する。これもレール状に2本の筋状の突起を造形してエラスティックチェーンがずれないようにしたり、フックのような構造を設けてエラスティックチェーンをスリングしたりするなど、便利な補助装置を口腔内に直接作り出せる点は、アイデアを駆使して小範囲で行う部分矯正との相性がよく、便利である（**図6**）。

　他にも、レジン支台築造、簡易的なモックアップ、咬合面のCR充填における隆線の再現など、さまざまな場面で用いることができる。

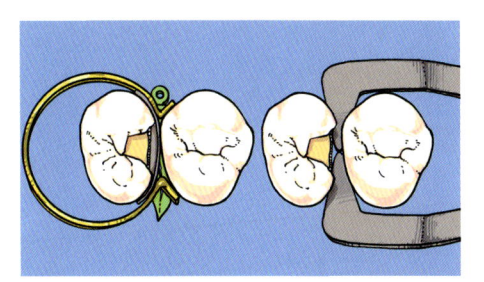

図❼　マトリックスはリング、ウェッジなどを用いて歯間離開しつつバンドを窩壁に適合させた「型枠」にCRを塡入することで充塡を行う。3D printer techniqueやKyu-Shu Techniqueはセパレーターにより歯間離開が得られた後はフリーハンドで「型枠」に頼ることなく形態を造形できる

Ⅱ級窩洞充塡への応用

Ⅰ. 3D printer technique を用いた フリーハンドによるⅡ級窩洞充塡

　3D printer techniqueの利点を活かした最も有用な臨床応用方法は、Ⅱ級窩洞をフリーハンドで充塡するテクニックである。

　従来、臼歯部のレジン修復においてコンタクトポイントを失っているケース（Ⅱ級窩洞充塡）では、マトリックスの使用が必須であった。マトリックスとは「型枠」という意味で、流動性のあるレジン材料に形を与えつつレジンが窩洞外に漏れ出るのを防ぐために用いる。しかし、3D printer techniqueは型枠を必要とせず、フリーハンドで形を与えられるため、マトリックスが不要となる。

　マトリックスではウェッジやリングを用いて若干の歯間離開を得ることでコンタクトポイントを回復するが、3D printer techniqueではセパレーターにより歯間離開しフリーハンドで充塡して回復する（図7）。

　同じくフリーハンドで隣接面を充塡する手法として、フローコントロールを利用した充塡方法であるKyu-Shu Techniqueがある。これは非常に有用なテクニックで、筆者も非常に好んで用いているが、3D printer techniqueとは得意とする状

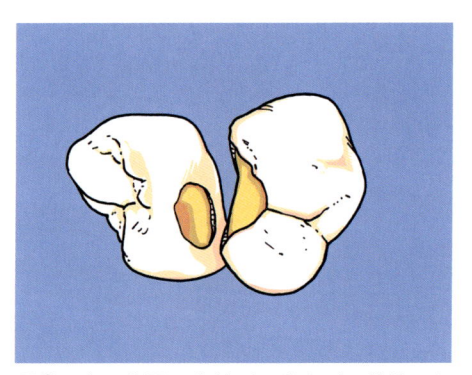
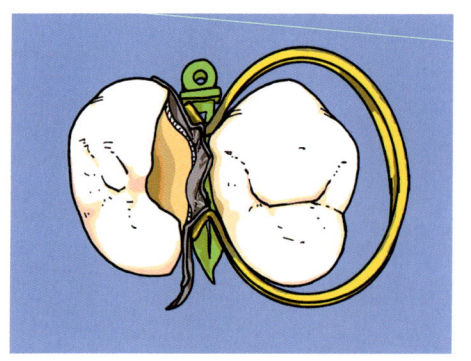

図❽　歯の位置や歯軸が正常歯列の状態でないとマトリックスでは途端に設置の難易度が上がる。設置自体が難しいものに形態付与はもちろんできない

図❾　窩洞が隅角を越えると、窩洞内にマトリックスリングが入り込んでしまいマトリックスを装着することが難しくなる。窩底部の歯質が少ないと、バンドもウェッジもうまく適合しない

況や使いどころが異なる。この２つのテクニックの違いとその使いどころについては後述する。

2. マトリックスの問題点

　前提として、筆者はマトリックスの使用を決して否定しているわけではない。

　筆者自身はすでに2021年から４年以上マトリックスを使用していないが、それは3D printer techniqueの技量が上がりマトリックスを使用するよりも手技的に容易で、かつ仕上がりも問題ないレベルになってきたからであり、それ以前はマトリックスを使用していた。

　しかし、マトリックスを使用すれば完璧かというと、問題点はあると考えている。マトリックス設置の要件として、歯列に乱れがなく、アンダーカットにうまくマトリックスリングが適合し安定して装着できること（図8）、隅角部歯質および窩底部歯質にある程度高さが残っていてマトリックスバンドやウェッジが設置できること（図9）、窩洞辺縁とマトリックスバンドが隙間なく完全に密着すること（図10）、そして歯の自然な豊隆や隣接面形態を再現するためにマトリックスバンド

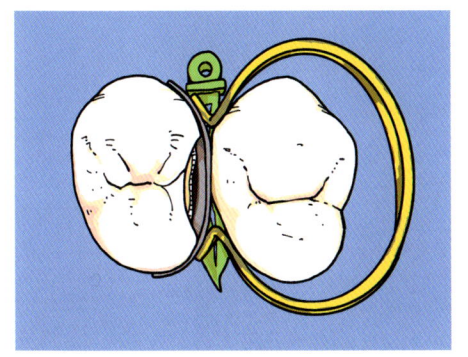

図❿　たとえマトリックスを装着できても、1豊隆でできているマトリックスが一回で複雑なカーブを描いた窩縁ときれいに適合することは稀で、窩縁との間に隙間を生じることはままある

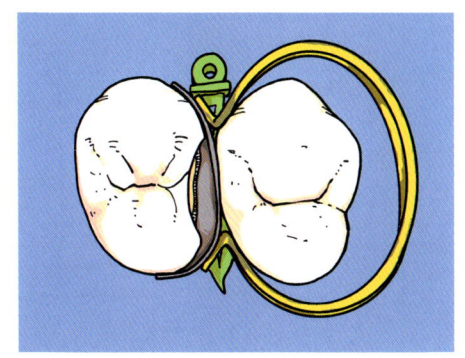

図⓫　ただ装着できればよいわけでなく、「型枠」の形のとおりに充填されてしまうので、事前にマトリックスバンドを確実に解剖学的形態に賦形しておかなければならないが、その操作は容易でない

のカーブを適切に賦形できること（**図11**）などが挙げられ、決して容易ではない。

　Ⅱ級窩洞の修復処置において、窩洞の大きさや形、歯列の乱れなど、マトリックスを設置することが難しく、直接修復を断念せざるを得ないケースは多く、Ⅱ級窩洞からは間接修復を選択する術者は少なくない。

　Ⅱ級窩洞と一括りにいっても、スライスカットで間口の広い窩洞から、逆に狭い窩洞、歯肉縁下の深いものや、捻転を伴うものなどさまざまであり、マトリックスで対応しようとすると、非常に多種類のマトリックスを所持し、使い分ける必要性がある。

　マトリックスが登場してから現在まで長い年月が経っているが、1種類のマトリックスだけあればすべての症例で対応可能という製品はいまだ存在せず、毎年のように新たな製品が生み出されては消えていく。

　その結果、多くの歯科医師が複数のマトリックスを所持し、さらに新製品が出るたび試さずにはいられずに購入してしまう。なかには、買ったきり使わずにいたり、そのまま消耗品のサポートが終了し、無用の長物と化してしまうことになる。

　日本の保険治療のなかで、コンポジットレジン修復は普段最も行うことの多い

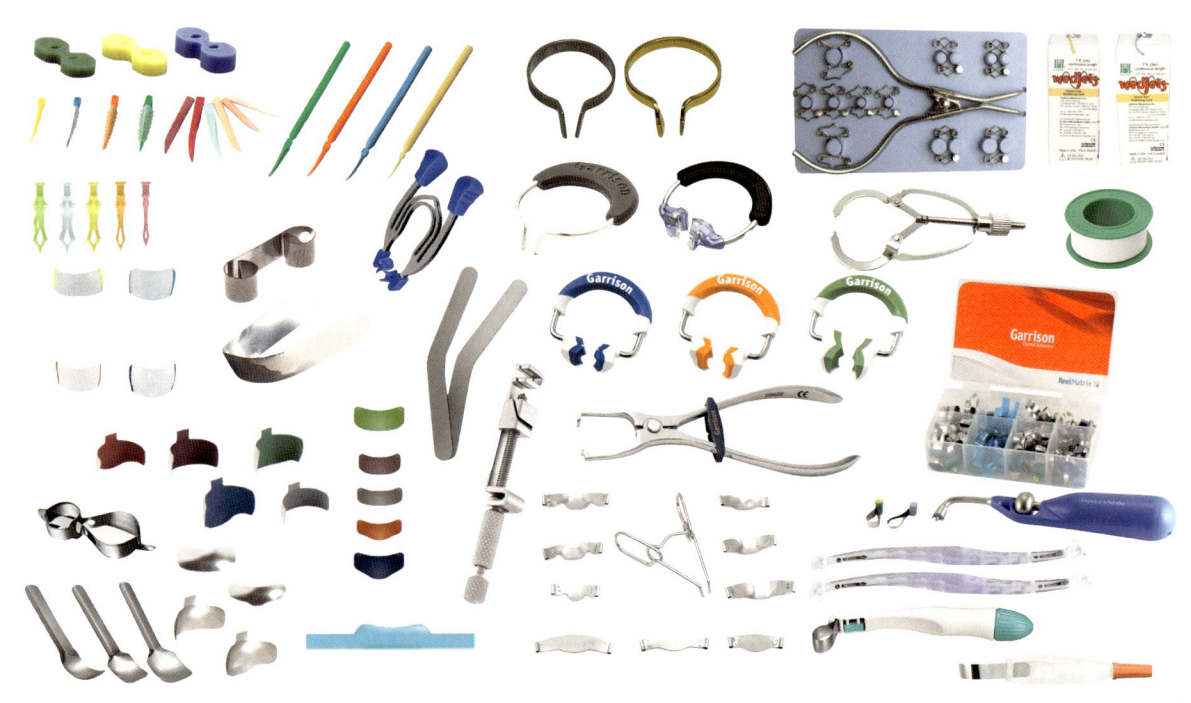

図⓬　ありとあらゆるタイプのマトリックスが流通している。窩洞の状況に合った「型枠」を選択する方法で対応するかぎり、複数の道具を取り揃える必要がある。長い歴史のなかで、これがあればすべて対応できるという万能なマトリックスは存在せず、いまだに新製品が生み出され、そのたびに期待感から購入してしまう。結果、院内にマトリックスが溢れ、スタッフは管理に追われ、術者は使いたいときに名前も出てこない

処置であるが、その保険点数は決して高いとはいえない。できるかぎり使用機材を限定し、経費を抑えたいのは当然である。したがって、いくつもの機材を所持し、消耗品の在庫をたくさん抱えておかなければならない状態は賢い選択とは思えない（図12）。

また、筆者はダイレクトボンディングを行う際、すべての工程でマイクロスコープを用いているが、マイクロスコープ下でマトリックスを完璧に窩縁と適合させるのは非常に難しい作業である。肉眼では良好に適合しているように見えるマトリックスバンドも、マイクロスコープで確認するとわずかな隙間が生じていることがある。隙間があるとそこから漏れ出たフローレジンがバリを作る。隅角の部分に生じたバリは除去できても、2豊隆性に根面溝まで到るくびれが多い隣接

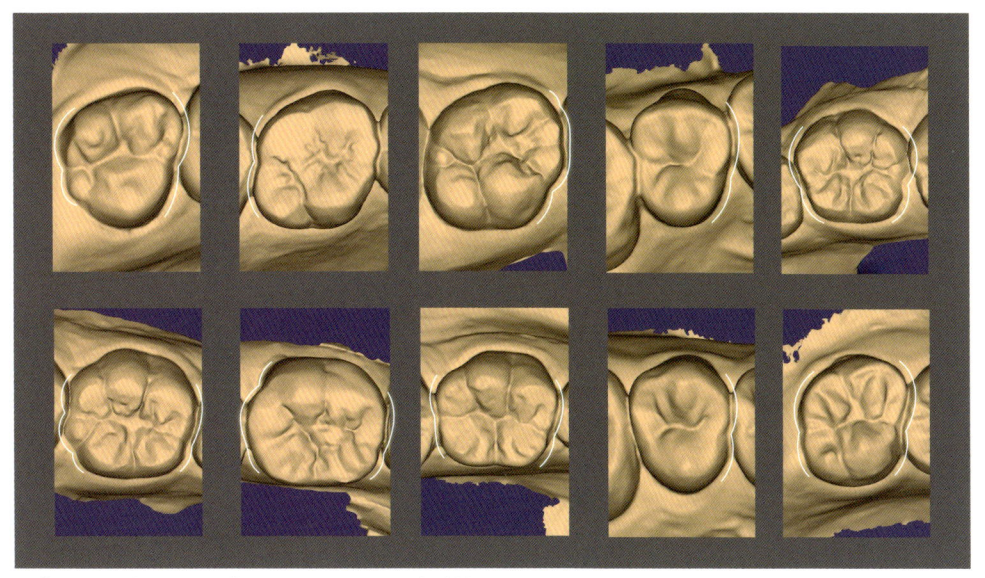

図⓭　天然歯のIOS画像。このように、臼歯隣接面はマトリックスバンドが描くような滑らかな1豊隆を描くばかりではなく、複数の豊隆に分かれていることも多い。これには機能的な理由もあり、この豊隆間は食塊が流れ出る通り道となり咬合面に食渣が止まることを防ぎ、自浄性にもかかわってくる

面では、ピンポイントでバリを取り除くことはマイクロスコープ下でも非常に難しい。

　そのため、マトリックスバンドの適合を極限まで高めることに手間をかける必要がある。窩洞とバンドの適合を上げるため、シールテープや綿球を沿わせて隙間を埋めて適合させるテクニックがあり、筆者も長くそれを行ってきた。しかし、この方法もかなり手間や時間がかかるうえ、あまり詰めすぎるとバンドを押してしまい、逆に凹みを生じさせてしまったり、圧が加わりすぎてマトリックスが脱離するといった問題が生じることがある。

　そして、マトリックスバンド自体には、なめらかできれいな1豊隆が賦形されているが、果たして天然歯の臼歯隣接面はそのような形態だろうか。臼歯隣接面を形成している辺縁隆線と舌側咬頭の間や、咬頭と咬頭の間で豊隆が変化し、強弱はあるものの2豊隆の形態がほとんどである（**図13**）。1豊隆しか付与できない

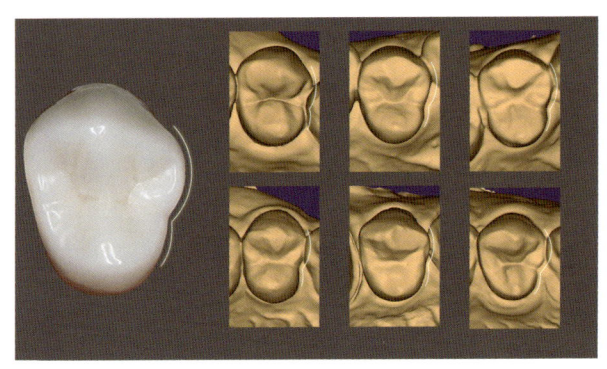

図⓮　上顎4のIOS画像。近心側に特徴的なくびれを伴うものが多い。理由を知らないと不利益しかないと思われるかもしれないが、長い進化のなかで形作られてきた歯の構造に理由のないものはなく、機能的な理由がある

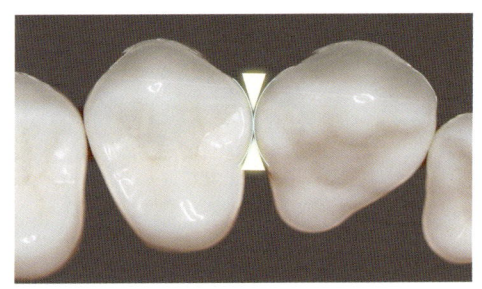

図⓯　このくびれにより頬側、舌側の豊隆を分け、近心頬側は犬歯と形態を合わせ鼓形空隙を整え自浄性、清掃性のよい形態となっている。もしここが完全な1豊隆では、舌側の鼓形空隙は潰れ、段差が生まれることで食渣は停滞してしまう

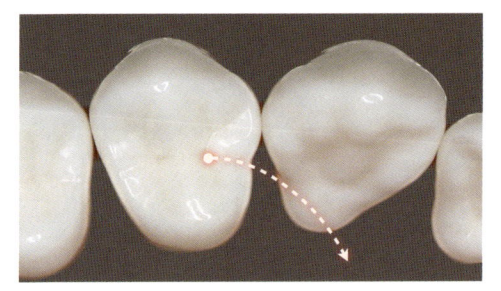

図⓰　2豊隆間を流れる近心溝により食塊を咬合面に停滞させることなく口蓋へ押し流すよう誘導する通り道を作っている。上顎34間の口蓋側歯肉は分厚く盛り上がっており、この近心溝からの食渣の流れをスムーズに受け止められるよう高さもある程度揃っている

マトリックスだけでは、解剖学的形態の再現は難しいといえる。

　とくに、4|4のように近心へ向かって2豊隆性にくびれがみられるケースでは、それを狙って賦形することは非常に難しい（**図14**）。4|4の近心の2豊隆には、頬側の豊隆と3|3との幅径と豊隆を合わせてきれいな鼓形空隙を作ること（**図15**）、2豊隆間を流れる近心溝により食塊を口蓋へ誘導する通り道を作ること（**図16**）、そして2豊隆間の空間に4|4の大きな頬側咬頭が収まるスペースを確保している（**図17**）。4|4近心を1豊隆しか作れないことは、清掃不良、食渣の停滞、咬合干渉を引き起こすこととなり、不利益が多い。

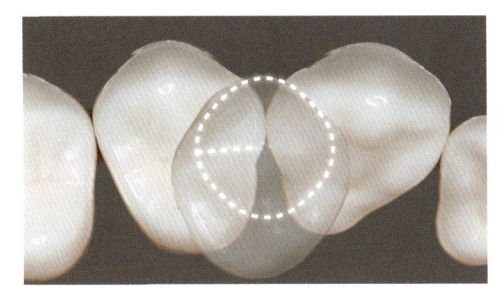

図❶ 2豊隆の間の開いた空間に下顎4の大きな頬側咬頭が収まるスペースを確保している。上顎4が2豊隆に分かれ、近心にくびれていることにより下顎4の大きな頬側咬頭を迂回して上顎4の口蓋側咬頭は下顎4の遠心小窩へと咬頭頂を差し込むことができる。そして頬側咬頭同士は干渉を避け、犬歯に次ぐガイドの役割を果たす

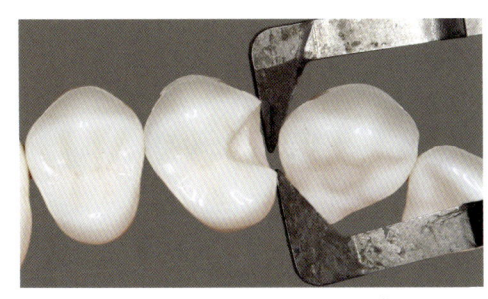

図❽ セパレーターは多少の歯列の乱れがあっても装着が容易である。多くの道具を買い揃えなくてもこれだけで対応でき、かつ消耗品も伴わない

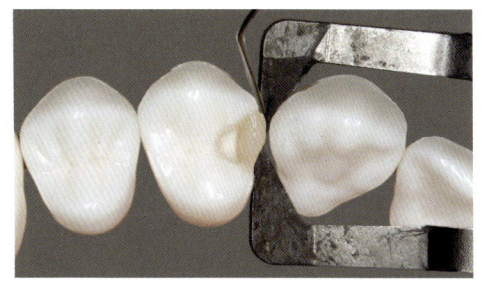

図❾ 一度離開を達してしまえば、後は術者の思うどおりに形態を造形するだけである。もちろん思いどおりに造形するためのテクニックへの熟達は必要となる

3. 3D printer technique の優位性

対して、3D printer techniqueはセパレーターさえ装着できれば、あとは術者の自由である。

マトリックスと比べて多少の歯列不正があっても、セパレーターの装着は比較的たやすい（**図18**）。セパレーターが装着でき、歯間離開さえ達してしまえば、あとはフリーハンドのため、難しいバンドの適合などは関係なく、フローレジンが窩壁と馴染んで勝手に適合が達成される。もちろん、フリーハンドで形態を造形していくテクニック自体の熟達は必要であるが、基本的にセパレーターにより歯間離開できれば条件はクリアとなる。

マトリックスと異なり、フリーハンドで自由に術者のイメージどおりの形態を付与できる。そのため、天然歯の解剖学的形態を理解していれば、それに近づけることで、より天然歯様の外見を与えられるため、審美的な結果を得られる（図19）。

また、自浄性や清掃性を高めるために隣接面形態と対称形を意識して形作ることできれいな鼓形空隙に仕上げられるが、マトリックスを用いてそれを達成するには、マトリックスを隙間なく適合させ、かつ的確なコンタクト位置と鼓形空隙の形態を保った状態をキープしつつ再現したい歯牙形態へと変形させて賦形していく必要があり、恐ろしく難易度が高い。

そのため、3D printer techniqueによる造形のコツを掴んで、その精度を高めてしまうと、もうあえてマトリックスを選択する場面はなくなってしまう。

もちろん、3D printer techniqueは非常にテクニックセンシティブな方法であり、術者のテクニックへの熟達が適用範囲を決めるといってよい。コンタクトの回復を必要とするようなⅡ級窩洞は難易度高めの課題であり、始めたばかりの初心者にはお勧めしない。まずは簡単なケースから練習を積むべきである。

3D printer technique の課題

3D printer techniqueにおける問題点として、テクニックがレジン自体に与えている科学的な影響、物性の変化が未知である点が挙げられる。こればかりは研究機関で科学的に検証していただく他なく、テクニックを広めていくことでその日が来ることを願っている。

あくまで臨床的な所感であるが、筆者は2018年の開発時から多くの症例にテクニックを適用してきたが、現在までマトリックスを使った修復法と比較して問題を起こしているような所感はまったくなく、経過は非常に良好である。臨床的に明らかなよい影響、悪い影響ともにみられないと考えている（図20）。

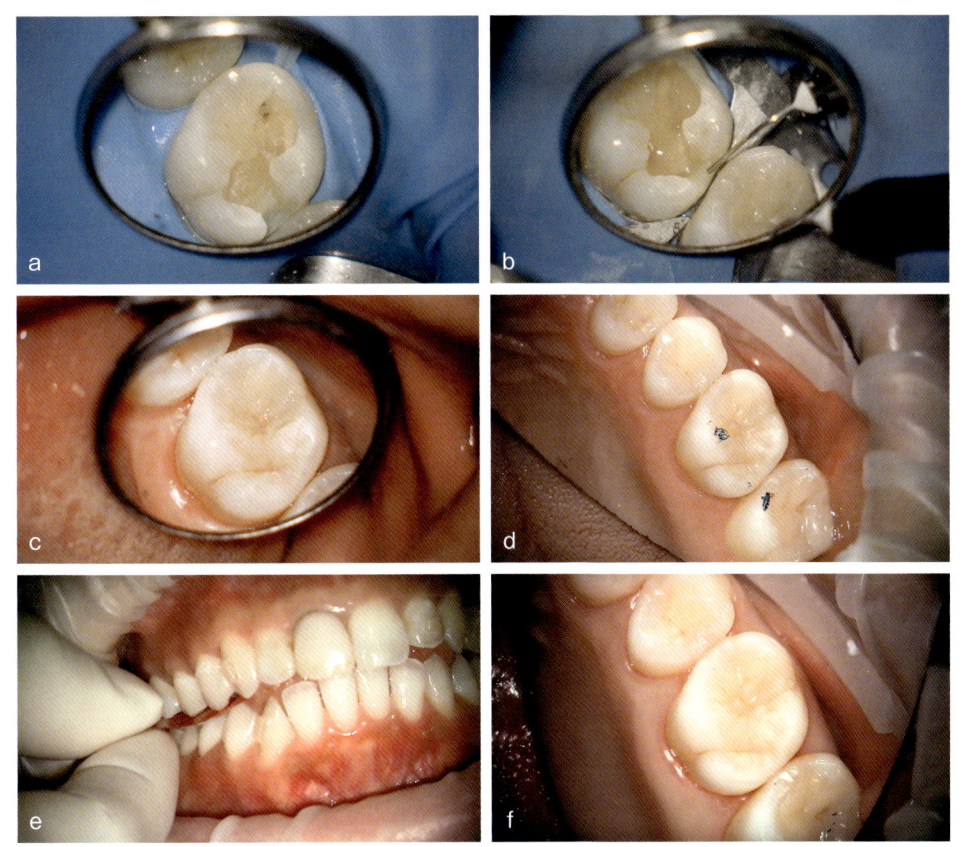

図⓴ 2018年、3D printer techniqueによるⅡ級窩洞修復を開始したころの症例（38歳、女性）。
6⃟の遠心Ⅱ級窩洞を3D printer techniqueにて修復した（a～c）患者は開咬であり、6・7でしか
咬合しない極端に条件が悪い症例であるが、術直後の状態（c）と、2024年現在の状態（f）でまった
く目に見える劣化、損傷は起こっていない（d、e）

　また、非常にテクニックセンシティブな方法であることも課題である。より簡
単な手法となるように今後も改良を加えていきたい。そして、テクニックを習得
しやすいよう、そのレクチャーの質を高めていきたい。

【参考文献】

１）J Mitsuhashi: REPLACEMENT OF CLASS II COMPOSITE RESIN RESTORATION BY
MICROSCOPE-AIDED RESTORATION WITH GOOD CONFORMITY AND
CLEANING CHARACTERISTICS. JAMD MICLO, 5（1）: 20-24, 2014.

マトリックスの呪縛

　3D printer technique開発以前はもちろんマトリックスを使用していたが、マトリックスの適合を得るための苦労と時間、マトリックスの形態を狙いどおりに整える難しさ、そして充填後のラバーダムを撤去した後に待っている形態修正と、若干の隙間から漏れ出したフローレジンのバリをすべて除去する作業にいつも辟易していた。

　拡大鏡を使用していたころは、細かなバリは気づかなかったが、マイクロスコープを使用し始めたことで、その煩雑さに気づくようになった。

　隣接面のCR充填法として、マトリックスの使用は古くから常識であり、皆それに縛られているため、「より適合しやすいマトリックスの開発」や「どうやってマトリックスをより適合させるか」という方向でしか考えられない。知らず知らずのうちに「マトリックス」に縛られているのである。

CHAPTER 2

3D printer technique の手順と必要な器具機材

3D printer techniqueの手順と必要な器具機材

本章では、3D printer technique を使ってⅡ級窩洞を充塡する際の手順を追いながら、同時に必要な器具・機材について紹介していく。

① ラバーダムと窩縁が近いケースでは圧排糸を挿入する

図21は、う蝕除去が終了し全周にベベルを付与し終えた状態である。ここから3D printer technique を開始していくが、窩縁とラバーダムが接しているとそこを伝ってフローレジンが漏れ出てしまい、失敗に繋がる（図22）。まずは、ラバーダム上から圧排糸を挿入し、ラバーダムとの間に圧排糸ぶんの空間を開ける（図23）。

窩縁をしっかりと歯肉縁上に出すことで、フローレジンの漏出を防ぎ、的確な充塡を行うことができる（図24）。

圧排糸は、筆者はシリコーンテープを加工し製作した圧排糸を滅菌して使用している。通常の圧排糸でもできないことはないが、繊維の毛羽立ちがあるとそれを伝ってフローレジンが漏れ出てしまうため、確実に窩縁にかかるものを排除す

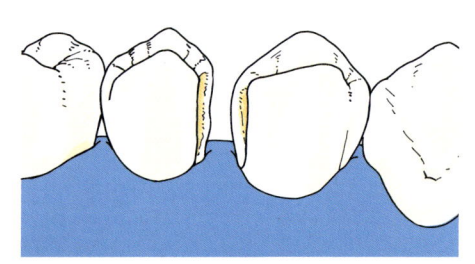

図㉑　窩縁がラバーダムと接してしまっている状態

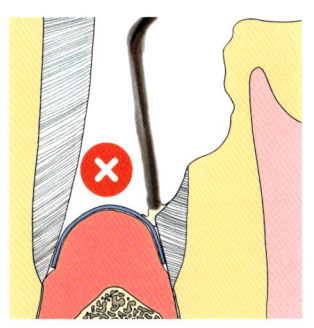 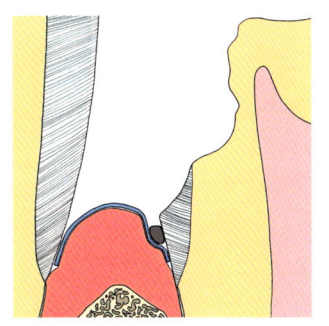 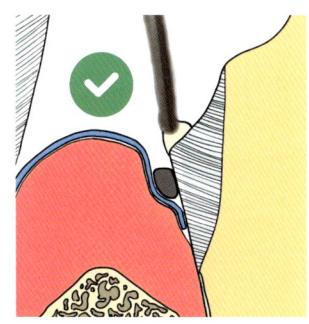

図❷ この状態では、フローレ
ジンを窩縁に流した瞬間にラ
バーダムを伝って流れ出てし
まい失敗に繋がる

図❷ ラバーダム上から圧排
糸を挿入し、窩縁とラバーダム
との間に空間を空ける

図❷ 窩縁が歯肉縁上に出て
いることで、伝い流れ出すこと
なくフローレジンを流すこと
ができる

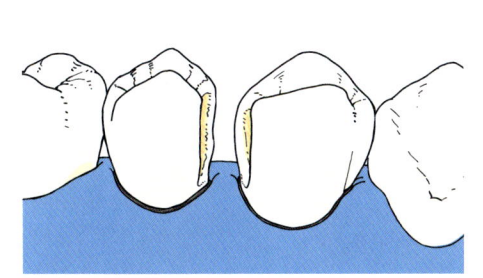 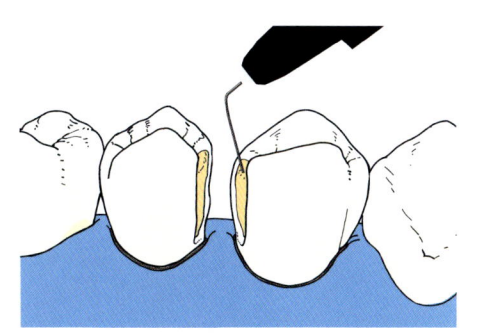

図❷ 窩洞の縁がすべてラバーダムから分離
されている状態を確認できたら充填準備完了
である

図❷ まず内側の象牙質部分から充填を開始
する

るためにはモノフィラメントの圧排糸が適している。また、ラバーダムの圧力で
隙間が潰れてしまうと空間を開けられないので、それなりにコシのあるものがよ
く、それにはシリコーンテープが適している。

　窩縁の全周がしっかりと歯肉縁上に出たことを確認し、充填操作に移る（**図25**）。

② 先に象牙質層を再現する

　まずは、内側の象牙質の形態から3D printer techniqueを用いて立体的に再現す
る（**図26**）。

　3D printer techniqueをもってすれば、外側のエナメル層から先に薄く立ち上げ
ていくことも不可能ではないが、裏打ちのない状態となるため手技が不安定にな

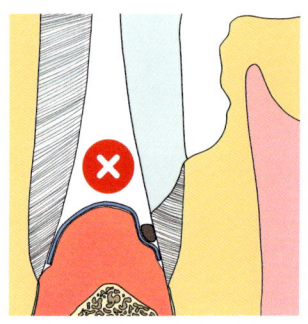

図❷ 表面のエナメル質部分からフリーで立ち上げていくことも3D printer techniqueならば可能ではあるが、裏打ちがまったくないため不安定な状態での造形となり形態がぶれやすい

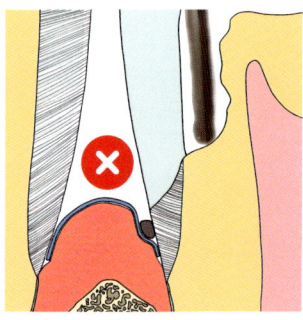

図❷ 先に外側を作ってしまうと、気づくと内側が極端に狭いⅠ級窩洞となってしまうことがあり、ニードルが挿入しにくくなってしまう

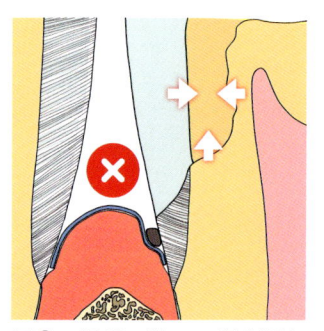

図❷ 極端に狭いⅠ級窩洞となることで、Cファクターの影響がより大きくなってしまう

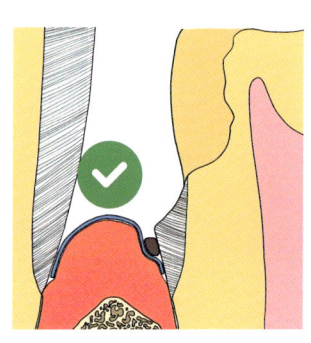

図❸ 象牙質の形態を3D printer techniqueにて立体的に造形する。一括で立体造形することも可能であるが、収縮応力の問題や内部まで光が届かない可能性があるため、通法どおり内部から積層で少しずつ充塡するほうがよい

りやすい（**図27**）。また、先に外側を作ってしまうことで、内側が狭く深いⅠ級窩洞となるため、ニードルが挿入しにくい状況となる（**図28**）。さらに、狭く深いⅠ級窩洞ではCファクターが生じやすい状況となってしまう（**図29**）。そのため、内側の象牙質から先に作っていくほうがよい。

ハイフローレジン（クリアフィル® マジェスティ® ESフロー High UOP）を用いて、3D printer techniqueの要領で3次元的に象牙質の形態を意識し、造形していく。一括で充塡するのではなく、あくまで通法どおり1層目をごく薄くライニングしたのち、2層目以降も1㎜を目安に行いながら収縮応力の低減に努める（**図30**）。

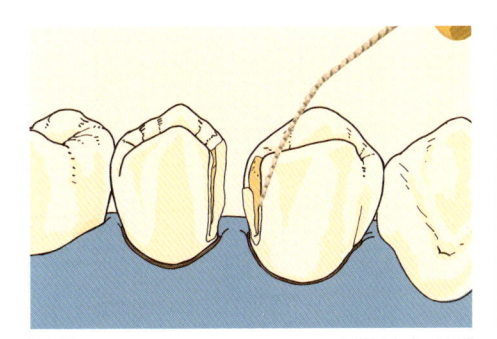

図❸❶ 3D printer technique を開始する下準備として、オレンジフィルターをかけた状態で、これから充塡する部分の窩縁にハイフローレジンを一層塗布しておく

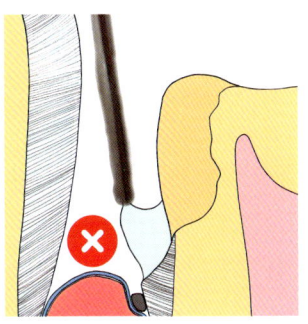

図❸❷ シリンジのノズルを窩縁ギリギリのところで操作すること自体がかなり神経を使うし、慎重になればなるほど時間がかかることで窩縁に馴染みきる前にレジンが硬化し、段差が目立ってしまう

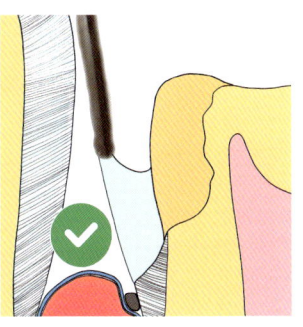

図❸❸ 窩縁のベベルの縁まであらかじめハイフローレジンを塗っておくことで濡れ性を向上し、新たにハイフローレジンを流し込んだ際に移行的な面を得ることができる

③ オレンジフィルターをかけた状態で窩縁にハイフローレジンを塗布する

3D printer technique を開始する前の一手間として、オレンジフィルターをかけた状態で充塡したい窩縁の縁いっぱいまで、あらかじめハイフローレジンを塗り広げておくことがポイントである（**図31**）。

フィルターをかけずにいきなり3D printer technique を開始してしまうと、ハイフローレジンが窩縁に馴染む前に硬化を開始してしまい、境界部分が凹みがちである（**図32**）。

未硬化のハイフローレジンで窩縁が濡れた状態になっていることで、3D printer technique の際にレジンと窩縁の馴染みがよくなって段差のない移行面に仕上げられる（**図33**）。

窩縁付近にハイフローレジンを出して、3Aの探針やエンドファイルなどの細い器具でベベルの縁まで塗り広げておく。その際、あまり強く擦りすぎると接着処理した層を破壊してしまい、接着に影響する可能性があるため、やさしく塗り広げるほうがよい。

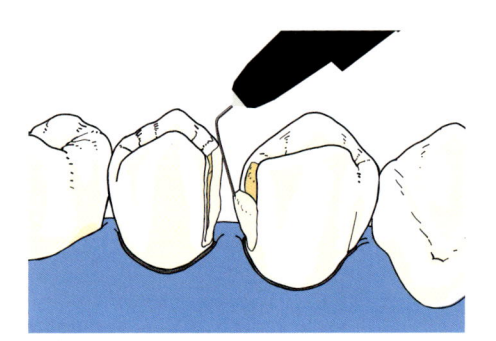

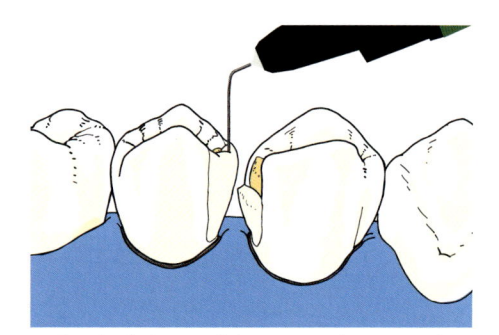

図❸ セパレーターが余裕をもってかけられる状況になければ、無理に装着しようとせず先にフリーハンドで造形できる部分を充塡しておくことで、それがセパレーターをかけるための足がかりになる

図❸ 操作空間に余裕があれば、この時点で片側のⅡ級窩洞は辺縁隆線のトップまで完成させてしまうこともできる。気をつけたいのは、残りの窩洞が間口の狭い小さめの窩洞の場合、片側が充塡終了してしまうことで残された窩洞の充塡操作が難しくなってしまうことがある点である。状況を分析し、充塡順序を計画することが鍵となる

④ セパレーターを安定して装着できる状態になるまで盛り上げる

オレンジフィルターを解除し、3D printer techniqueを開始する。27ゲージニードルを装着したハイフローレジン（クリアフィル® マジェスティ® ES フロー High U〔以下、High U〕）を用いて、まずは歯冠下部の立ち上がりの部分を先に作製していく。

セパレーターを装着させるためには、この部分に十分な強度と高さがなければならない。環境が整っていない状況で無理に装着しようとすると、歯間部歯肉を傷つけてしまったり、ラバーダムが破れたり、残存歯質を破損してしまうなどの問題を生じさせる。セパレーターの装着に必要な2.0㎜ほどの立ち上がりを先に作っておくことで、余裕のある装着操作が行える（図34）。

また、2歯間にまたがるⅡ級窩洞の場合は、空間に余裕があればこの時点で片側の窩洞の辺縁隆線まで完成させても差し支えない（図35）。

⑤ セパレーターを装着し歯間離開を行う

セパレーターの装着の際のポイントは、1）歯肉に突き刺さないこと、2）窩縁

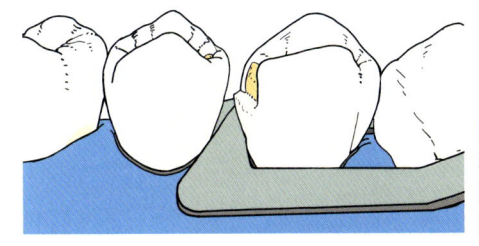

図❸❻　セパレーターはギリギリの状況のところに無理にかけようとすると必ず失敗する。効果的な歯間離開を得るためにも下部鼓形空隙を付与し確実に装着する

から距離を十分に離すこと、3）離開の量を一定にすることの3点である（**図36**）。

　セパレーターを歯肉に食い込ませて傷つけてしまうと、ラバーダムの縁や食い込ませた際に開いた穴から出血や滲出液が侵入したり、セパレーターに挟まれ寄せ上げられた歯肉が窩縁に触れてしまう、損傷した歯肉が退縮を起こすなど、失敗に繋がりやすい。工程④でセパレーターの装着に十分な高さを得ておけば、このポイントはクリアしやすい。

　窩縁とセパレーターの距離が近いと、セパレーターの嘴の部分へフローレジンが伝ってしまい失敗に繋がりやすい。窩縁とセパレーターとの距離を十分に取れるよう、やはり工程④で余裕のもった高さを得ておく必要がある。

　また、歯間離開の量が毎回異なると、隣接面を造形する際にどのくらいの距離まで近づければ適度なコンタクトが得られるのかの目安が変わってしまう。歯間離開の量をある程度規定するため、セパレーターのネジの回転数を一定にすることがコツであるが、これについては後述する。

　セパレーターには前歯用のアイボリータイプと臼歯用のエリオットタイプがあるが、筆者はほとんどのケースでYDMのエリオットを用いている。セパレーターの選択についても後述する。

⑥　再度オレンジフィルター下にてハイフローレジンを窩縁に塗布する

　歯間離開後、続けてコンタクトから辺縁隆線まで3D printer techniqueを行って

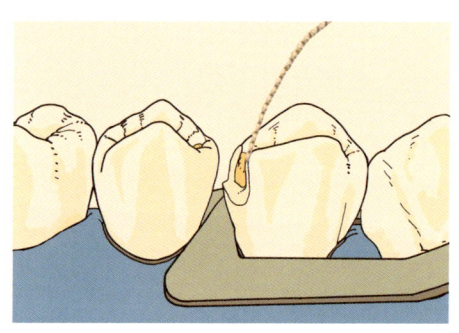

図❸7　歯間離開ができたら続きを3D printer techniqueで造形していくが、このときも充填する窩縁にハイフローを塗っておいたほうが境界がボケて滑らかな移行面が得られる

いくが、この際も事前に窩縁にハイフローレジン（High U）を塗布しておいたほうが濡れのよい環境となり、段差が目立ちにくい移行面が得られやすい（**図37**）。

⑦　フィルターを解除し辺縁隆線まで 3D printer technique で造形する

　ようやくここで3D printer technique最大の見せ場といえる、コンタクトおよび辺縁隆線の造形に移る。ハイフローレジン（High U）を用いて3次元的な構造を再現していく（**図38**）。大まかに形態を付与し終えたら、辺縁隆線のトップの部分にほんの少しのローフローレジン（クリアフィル® マジェスティ® ES フロー Low XW）により細かな隆線の凹凸を付与したのち、光照射し硬化させる（**図39**）。

　3D printer techniqueに用いるフローレジンに必要な要件であるが、決まったシェード選択で常時安定した結果を出すことができること、マイクロスコープの照明に対して適度な硬化反応を起こしてくれること、そして操作性能がよいことが挙げられる。

　3D printer technique中は環境光によりどんどんフローレジンの硬化が進んでいくため、その歯の条件に応じてシェード選択して切り替える余裕はないので、毎回決まったレシピで安定した色馴染みのよい結果を得られると充填操作に集中しやすい。

　照明に対する硬化反応が起こらないレジンでは、テクニック自体が成立しない。逆に硬化が早すぎると、段差を生じやすくなってしまうため、照明に対して適度

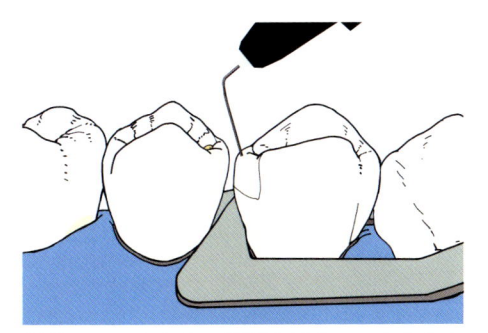

図❸8　コンタクト〜辺縁隆線までの大まかな
概形をハイフローレジンを用いて造形してい
く。コンタクト部分は隣接歯に接触するギリ
ギリのところまで近づけつつ形態を対称形に
仕上げることでタイトなコンタクトと整った
鼓形空隙を得ることができる

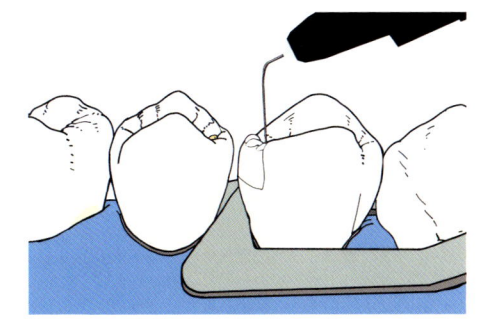

図❸9　辺縁隆線のトップの部分には隆線の細
かな凹凸構造があり、垂れて馴染んでしまう
ハイフローレジンでは細かな造形はできない
のでローフローレジンを用いる。エナメル質
の少し白濁とした色を再現するため乳歯色を
使用する

　な硬化反応を起こすことが必要となる。製品によっては環境光による硬化反応が
起こりにくいように調整されているものもあり、各社製品ごとの特性に合わせて
光量やレジンの流量を調整する必要がある。

　操作性は、フローレジン自体の性質として粘り気がなく、糸を引かないことが
大切である。糸を引いてしまうと切りたいところでレジンが切れないため、意図
していないところにレジンが垂れて付着して形態が変わってしまったり、糸状に
伸びた状態のまま固まってしまうといったことが起きる。

　また、シリンジとノズルの性能も大切である。グリップの安定感がよく、力を入
れやすい形状、流量の緩急をコントロールしやすく、止まってほしいところでピ
タッと流出が止まること、気泡が入りにくいことなどが挙げられる。グリップ感
が悪いと、手の震えなどを招いて操作が安定しない。流量はあまりに軽い押し出
しでスムーズに吐出できてしまうと、ゆっくりと吐出したい際にかなり繊細な力
加減が必要になる。逆に、あまりに抵抗感があると力みから手の震えを起こした
り、手が痛くなったりするので、適度な力で流量の緩急の幅を調整しやすいもの
が適している（**図40**）。

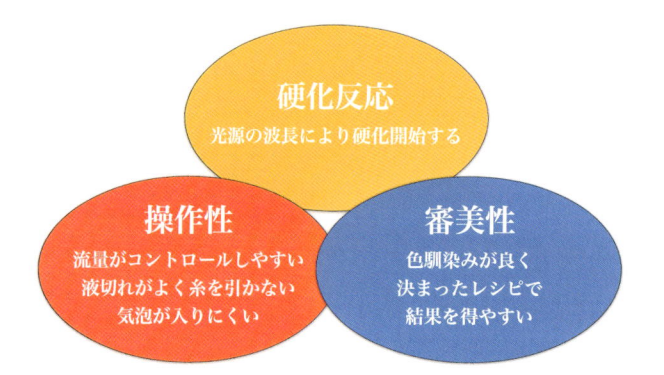

図⓸ 3D printer techniqueに使用するフローレジンに求められる特性

クリアフィル マジェスティ ESフロー

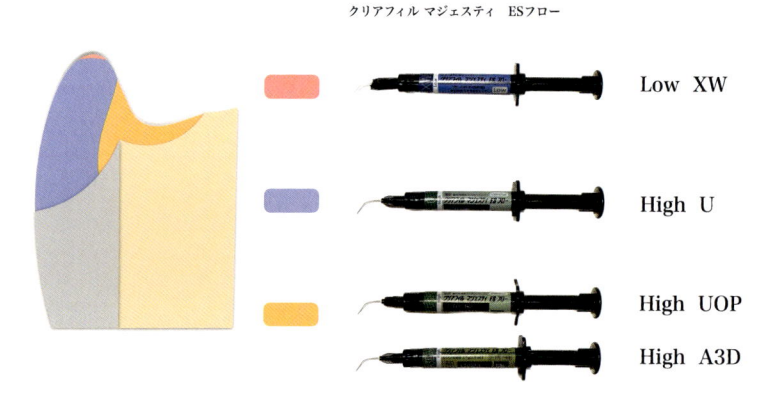

Low XW

High U

High UOP

High A3D

図⓹ 筆者が3D printer techniqueに使用しているレジンのレシピ。症例ごとにシェードを選択する手間がなく、ほとんどの場合で安定した結果を得ることができる

　筆者は上記の条件を満たすフローレジンとして、クリアフィル® マジェスティ® ESフローを選択し使用している（**図41**）。

　象牙質部分には象牙質の不透明性、彩度を整える「UOP（ユニバーサルオペーク）」をおもに用いる。ユニバーサルタイプは周囲の色を拾って幅広くシェードをカバーしてくれるため、多くのシェードを取り揃える必要がなく、臨床上非常に有益である。しかしながら、たとえばアマルガム充填などが施されている場合、象牙質に顕著な着色などが残ることがある。そのようなときにUOPを用いると、その着色に色が引っ張られて少し暗くなってしまうことがある。そのため、筆者は

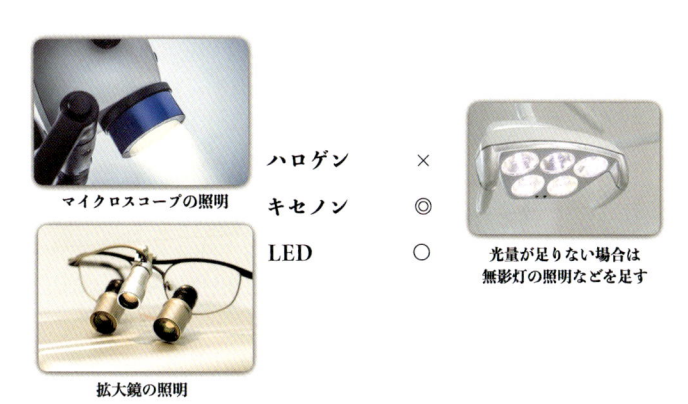

マイクロスコープの照明

ハロゲン　　×
キセノン　　◎
LED　　　　○

拡大鏡の照明

光量が足りない場合は
無影灯の照明などを足す

図❷　マイクロスコープの照明や拡大鏡の照明など、視線と同軸の照明により確実にフローレジンに光を供給する。照明の種類は多々あるが、最近のものはほとんどがLEDとなっている。LEDも性能にかなり差があるので、ものによっては硬化が十分に得られない可能性がある。その場合は無影灯などの外部照明を適宜加える必要がある

濃い着色が残るような場合は、まず「A3D」シェードのハイフローレジンを用いて着色を薄め、その後UOPに切り替える工夫をしている。

　エナメル質部分には、エナメル質の透明性を表現する「U（ユニバーサル）」を用いる。象牙質部分の厚みと彩度が合っていれば、非常にシェードが合いやすく、エナメル質との境界もわからなくなるので重宝している。

　隆線のトップの部分には、少し白濁とした明るいエナメル質を表現できる「XW（乳歯色）」を用いている。

　また硬化を促すマイクロスコープの照明の種類であるが、「キセノンライト」および「LEDライト」を推奨している。最近の機種ではあまり採用されていないが、「ハロゲンライト」は波長域の狭さや光量不足でテクニック自体が行えない可能性が高いと考えている。キセノンライトは非常に光の波長の幅が広く光量も強いので、容易に硬化反応を惹起できる。逆に硬化反応が起こりすぎて造形に段差を生じてしまう場合は、光量をかなり下げる必要がある。LEDライトは、最近のものは全体に性能が上がっているため、たいてい問題なく硬化反応を惹起できる。しかし、古い機種のLEDにおいては波長域も狭く光量も弱いものがあり、十分な硬化反応を引き起こせない場合もある。その場合は、ユニットの無影灯など、他の

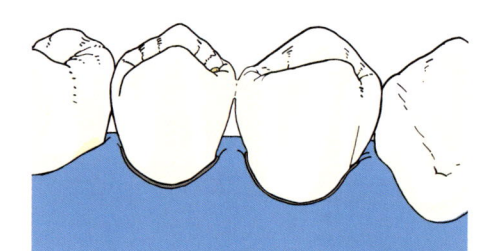

図❸　セパレーターを外してコンタクトさせると、図のようにコンタクト部が濡れているように見えるはずである。これは隣接面の表面を覆うフローレジンの未重合層同士が触れ合ってコンタクト部に溜まっている状態である。このまま硬化させてしまうと2面は完全な一体となり、連結インレーの状態になってしまう

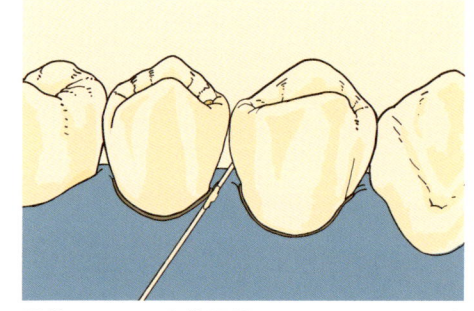

図❹　フロスを数回通してコンタクトに溜まったフローレジンを拭き取ることでこの現象は解消されるので、セパレーターを外した後は必ず行う必要がある

光源を足すことで光量を補う必要がある。

　また、テクニックに必要な光の波長域と光量が得られれば、拡大鏡の照明でも不可能なテクニックではないことは、実際に試してみた複数の先生方からの報告で明らかになっている。ただし、光量の最大値はマイクロスコープの照明より低いものが多いと考えられ、おそらくユニットの無影灯などによる支援が必要となると考えられる（**図42**）。

⑧　セパレーターを外し、コンタクトを確認したらすぐにフロスを通す

　セパレーターを外し、コンタクトを確認したらそれで終了のように思われるが、実はここに落とし穴が潜んでいる。3D printer techniqueで造形したCR表面は、すべて未重合層である。ハイフローレジンの未重合層はもちろん、ハイフローレジンのまま薄く表面を覆った状態である。

　その状態でコンタクトさせると、コンタクト同士がハイフローレジンでくっついてしまうのである。これを処理せず、次の光照射を行うとコンタクト部で溜まったハイフローレジンが硬化することにより、2歯間は連結状態となってしまう

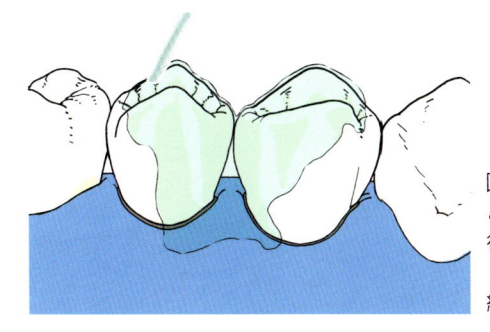

図❹ オキシガードを全面に塗布して光照射することで表面の未重合層まで硬化させる。この工程を行った後はもう未重合層がなくなって継ぎ足すことができなくなるため、確実にすべての充填操作が終了していることを確認してから行う

（**図43**）。その状況になると修正が難しく、一度CRを除去してやり直しになってしまう。

　それを防ぐために、セパレーターを外してコンタクトを確認したら、すぐにフロス（ノンワックス）を用いて未重合層を拭い取る必要がある。作った面すべてを拭う必要はなく、コンタクトエリアに溜まっているハイフローレジンだけ取れば次の光照射を行ってもくっついてしまう心配はない（**図44**）。

⑨　充填終了後にオキシガードを満遍なく塗布し最終重合させる

　咬合面まで充填操作が終了したところで、充填面に酸素遮断硬化促進剤（オキシガード：クラレノリタケデンタル）などの酸素遮断材を塗布して光照射を行い、すべての未重合層を表面まで硬化させる（**図45**）。

　隣接面の充填が終わった時点で、そこだけオキシガードを塗布して先に硬化させることも考えられなくはないが、その後の充填面に付着してしまうと厄介である。充填操作がすべて終わってから全体で硬化させるほうが効率がよい。

　以上が大まかな3D printer techniqueによるⅡ級窩洞充填の手順と、筆者が用いている器具・機材である。**図46**に筆者の推奨する器具・機材をまとめるので参考にしてほしい。

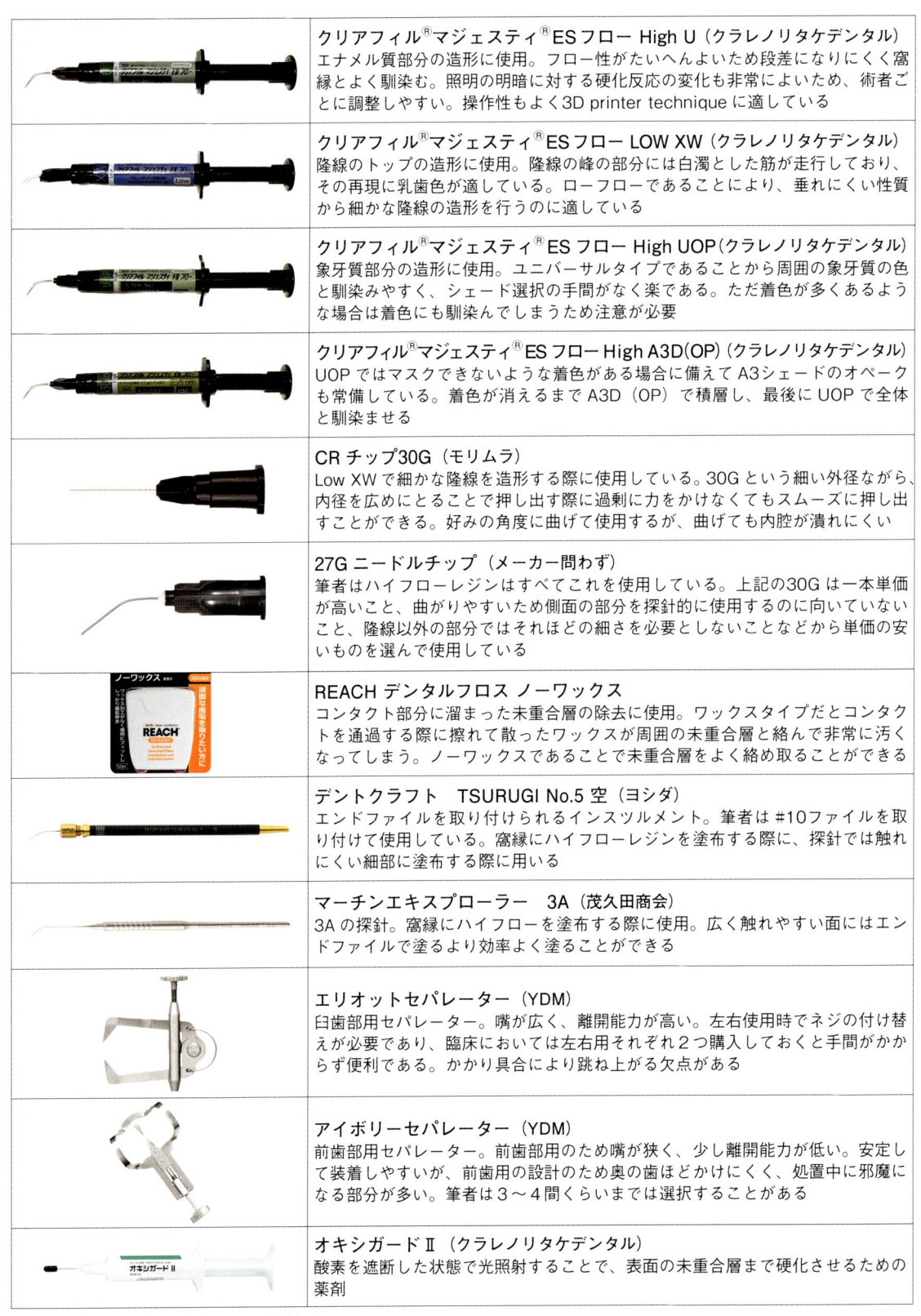

	クリアフィル®マジェスティ®ES フロー High U（クラレノリタケデンタル） エナメル質部分の造形に使用。フロー性がたいへんよいため段差になりにくく窩縁とよく馴染む。照明の明暗に対する硬化反応の変化も非常によいため、術者ごとに調整しやすい。操作性もよく3D printer technique に適している
	クリアフィル®マジェスティ®ES フロー LOW XW（クラレノリタケデンタル） 隆線のトップの造形に使用。隆線の峰の部分には白濁とした筋が走行しており、その再現に乳歯色が適している。ローフローであることにより、垂れにくい性質から細かな隆線の造形を行うのに適している
	クリアフィル®マジェスティ®ES フロー High UOP（クラレノリタケデンタル） 象牙質部分の造形に使用。ユニバーサルタイプであることから周囲の象牙質の色と馴染みやすく、シェード選択の手間がなく楽である。ただ着色が多くあるような場合は着色にも馴染んでしまうため注意が必要
	クリアフィル®マジェスティ®ES フロー High A3D(OP)（クラレノリタケデンタル） UOP ではマスクできないような着色がある場合に備えてA3シェードのオペークも常備している。着色が消えるまでA3D（OP）で積層し、最後にUOP で全体と馴染ませる
	CR チップ30G（モリムラ） Low XW で細かな隆線を造形する際に使用している。30G という細い外径ながら、内径を広めにとることで押し出す際に過剰に力をかけなくてもスムーズに押し出すことができる。好みの角度に曲げて使用するが、曲げても内腔が潰れにくい
	27G ニードルチップ（メーカー問わず） 筆者はハイフローレジンはすべてこれを使用している。上記の30G は一本単価が高いこと、曲がりやすいため側面の部分を探針的に使用するのに向いていないこと、隆線以外の部分ではそれほどの細さを必要としないことなどから単価の安いものを選んで使用している
	REACH デンタルフロス ノーワックス コンタクト部分に溜まった未重合層の除去に使用。ワックスタイプだとコンタクトを通過する際に擦れて散ったワックスが周囲の未重合層と絡んで非常に汚くなってしまう。ノーワックスであることで未重合層をよく絡め取ることができる
	デントクラフト　TSURUGI No.5 空（ヨシダ） エンドファイルを取り付けられるインスツルメント。筆者は #10ファイルを取り付けて使用している。窩縁にハイフローレジンを塗布する際に、探針では触れにくい細部に塗布する際に用いる
	マーチンエキスプローラー　3A（茂久田商会） 3A の探針。窩縁にハイフローを塗布する際に使用。広く触れやすい面にはエンドファイルで塗るより効率よく塗ることができる
	エリオットセパレーター（YDM） 臼歯部用セパレーター。嘴が広く、離開能力が高い。左右使用時でネジの付け替えが必要であり、臨床においては左右用それぞれ2つ購入しておくと手間がかからず便利である。かかり具合により跳ね上がる欠点がある
	アイボリーセパレーター（YDM） 前歯部用セパレーター。前歯部用のため嘴が狭く、少し離開能力が低い。安定して装着しやすいが、前歯用の設計のため奥の歯ほどかけにくく、処置中に邪魔になる部分が多い。筆者は3～4間くらいまでは選択することがある
	オキシガードⅡ（クラレノリタケデンタル） 酸素を遮断した状態で光照射することで、表面の未重合層まで硬化させるための薬剤

図❹❻　筆者が使用している器具・機材

CHAPTER 3

3D printer technique を極めるコツ

3D printer techniqueを極めるコツ

3D printer techniqueは、非常にテクニックセンシティブであり、極めるには修練が必要である。使いどころもいろいろあるので、最初からコンタクトを再現する必要のあるⅡ級窩洞のような難しいケースに用いるのではなく、簡単な使いどころと症例を選んで挑戦していき、修練を積んで慣れてから難しい症例に応用していくことをお勧めする。しかし、その修練を始める前にテクニックのコツを押さえておけば、よりその効率は上がり、習得が早まるはずである。

本章では、筆者が考える3D printer techniqueを極めるためのコツについて述べる。

① マイクロスコープ照明の設定値を決めておく

1つ目のポイントとして、マイクロスコープ照明の設定値は、「3D printer technique開始時はこの明るさにする」という目安を決めておく必要がある。

3D printer techniqueは照明を使ってフローレジンを緩徐に硬化させていくことで造形するが、当然照明の明るさでその硬化の進行速度は変わる。普段から照明暗めで診療していた歯科医師が3D printer techniqueに移行すると、思ったようにレジンの硬化が促進されず垂れてしまうだろう。反対に明るい環境で診療している歯科医師であれば、想定以上に早く硬化してしまい、段差を生じやすくなったりする。

そのため、必ず3D printer techniqueを始める際には、自分に合った照明の設定の目安を決めておかなければならない。そのためには、まず光の強さとフローレ

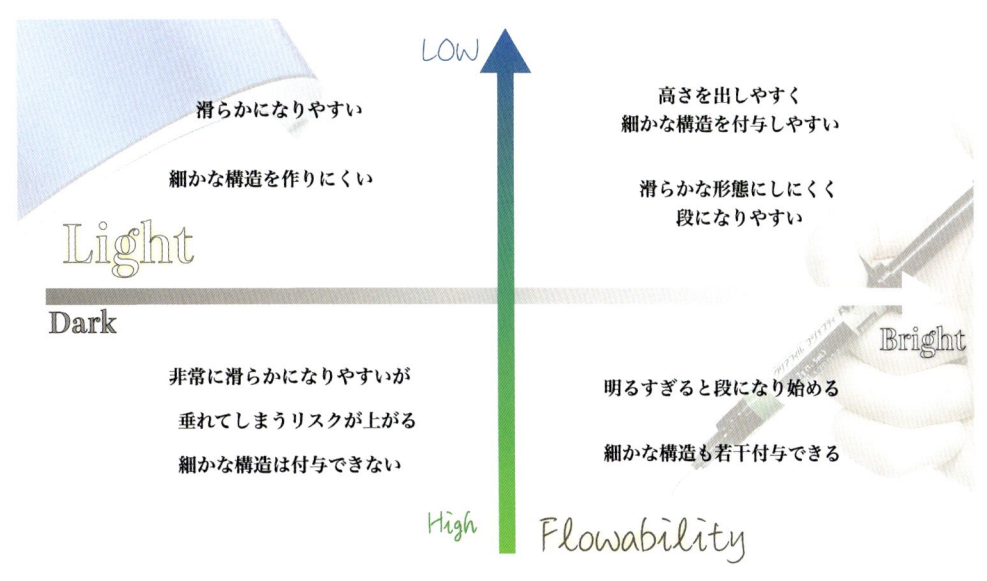

図❹❼　照明の明るさと、フローレジンのフロー性質の関係性。明るくなるほど硬化速度が上がってフロー性を失い、構造が付与しやすくなる代わりに段差を生じやすくなる。逆に、暗いほど硬化速度が落ちてフロー性を保つので、構造は付与しづらくなる代わりに滑らかな表面を得やすい

ジンのフロー性の関係について知る必要がある（**図47**）。

　まず「照明を暗くしてローフローレジンを流す」と、ローフローレジンといえども流動性を保っているため、滑らかな面を形成しやすくなる。しかし、ローフローレジンを用いる目的である隆線などの細かな凹凸構造の付与については、付与した形態を保てずに馴染みやすくなるため、暗すぎるのもよくない。

　逆に「照明を明るくしてローフローレジンを流す」と、ローフローレジンは吐出されたと同時に動きを止めて、垂れることなく固まる。つまり、凹凸構造を残しやすく、細かな隆線の凹凸がよりくっきりと作れるようになる。しかしながら、平滑な面を造形しようとすると、すでに固まっているところと新たに流したフローが馴染む前に硬化してしまうため、段差が生じやすくなる。

　続いて「照明を暗くしてハイフローレジンを流す」と、ハイフローレジンはその高い流動性を保ったままとなるため、より滑らかな面を形成する。しかし、あまりに硬化が遅いと形を保てずに垂れ出してしまうリスクが高まる。そして、たとえ

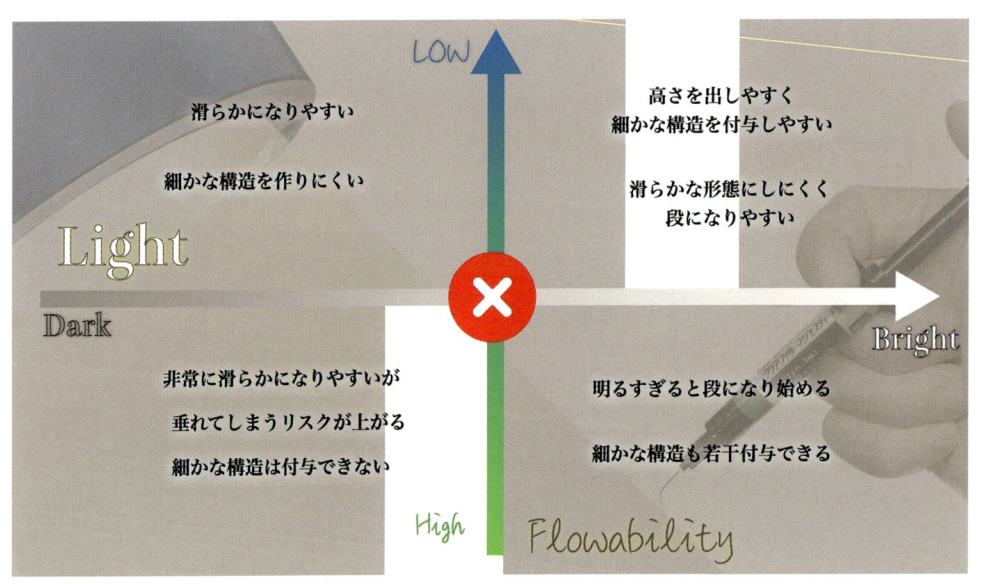

図⓳　たとえば、このようにローフローレジンでは照明を明るく、ハイフローレジンでは暗くするなど、処置中にフローレジンの種類に応じて光量調整を行わなければならないと、手技として非常に面倒である

ば2豊隆のような途中でカーブを変化させる形態を作りたい際にも、作ろうとした2つの豊隆が馴染んでくっついてしまい1豊隆になってしまうなど、付与したい形態が残せないことになる。

　逆に「照明を明るくしてハイフローレジンを流す」と、ハイフローレジンでも流動性を失うのが早まるため、馴染みにくく垂れにくくなり形態を付与できる。しかし、逆に滑らかな面を作ろうとしても、わずかな段差を生じやすく、ハイフローレジンを使用するおもな目的である平滑な隣接面形態を造形しにくくなる。

　では、照明の設定値はどうすればよいのか。「ローフローレジン使用の際はこの明るさ」、「ハイフローレジンの際はこの明るさ」といったように使用するフローレジンごとに光量を調整するのもよいが、そうすると処置中に照明を調整する手間が増えて、手技として煩わしさがある（図48）。

　したがって、ハイフローレジンでもローフローレジンでも、「3D printer technique を開始したら終始このくらいの設定値にする」という決まった明るさに

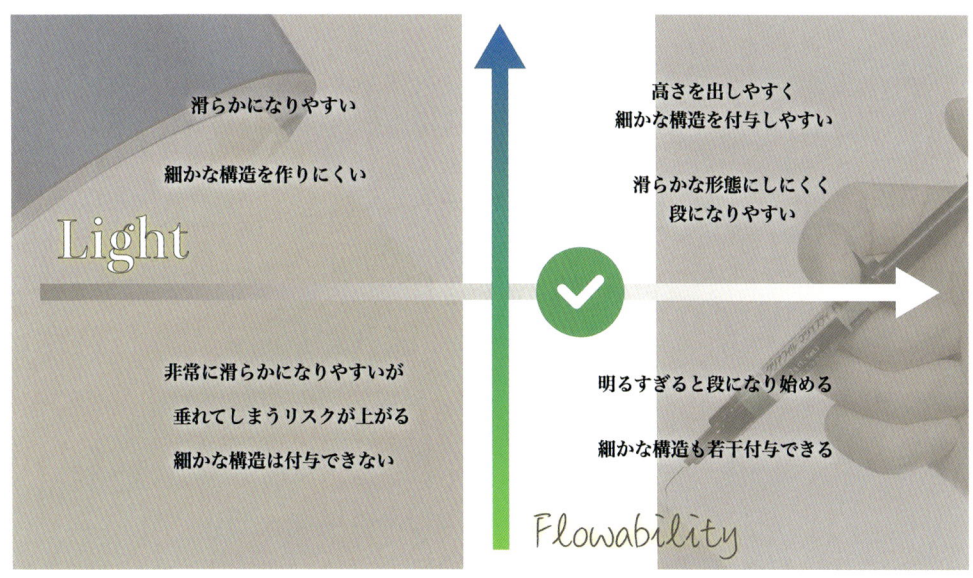

図❹ 3D printer technique を開始する際にはこの光量に設定する、という自身に適した光量をあらかじめ決めておけば一連の手技の間に細かな光量調整に気を取られる必要がなく造形に集中できる。各レジンの特性をうまく引き出せる光量設定は術者ごとで異なるため、自身に適した光量設定は練習のなかで見つけていくしかない

設定すべきである。

　筆者はその目安として、

- ●ハイフローレジンを術者が押し出しやすい流量で押し出した際に、滑らかで段差になることなく立ち上げられ、かつ垂れて流れ出さない
- ●ローフローレジンを術者が押し出しやすい流量で押し出した際に、隆線の細かな凹凸を再現でき、かつある程度平滑に盛ることもできる

という2つの条件を同時に満たせる照明の明るさを調べて、設定の目安としている（図49）。

　よく「どのくらいの明るさで行うのですか」と質問を受けるが、レジンを押し出す流量が個人ごとに異なるため、上記2つの条件も個々で異なることになるので、筆者の設定値がすなわち適した設定値にはならない。もっといえば、マイクロスコープごとに照明のスペックが異なるため、やはり決まった値を提示するのは難

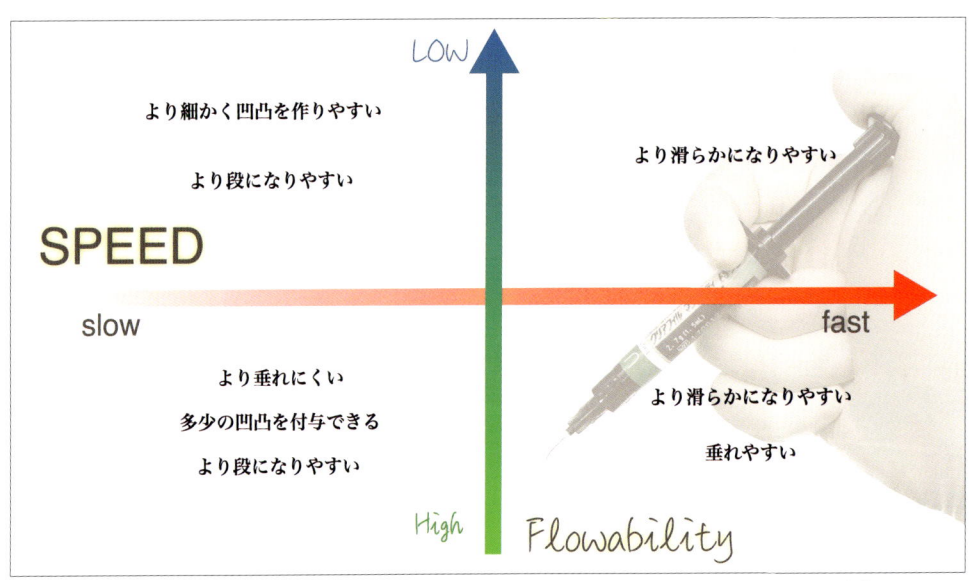

図❺ 光量の設定値が決まったら、再現したい形態に応じてフローレジンを押し出す速度を変えることで流動性をコントロールできる。勢いよく押し出すほどフロー性を保って、滑らかな面を得やすくなる。逆にゆっくりと押し出すほどフロー性を失って、細かなディテールを表現できるようになる

しい。

　そのため、自身の診療環境で練習を重ねながら、前述の2つの条件を満たせる設定値を求めていく必要がある。

② 流量による造形のコントロール

　①が決まったら、次はシリンジから押し出すレジンの流量を調整できるようになれば、フロー性を自在にコントロールできるようになる。これを使いこなせれば、より狙った形態に造形できるようになる（**図50**）。

　決まった照明の条件下で「ローフローレジンをゆっくり流す」と、流れ出たレジンが固まってから次が出てくるので、フロー性が失われてより細かな凹凸がはっきりした造形を行うことができる。しかし逆をいえば、平滑に仕上げたいところでこれを行うと段差ができやすくなる。

「ローフローレジンを早く流す」と、流れ出たレジンが固まる間もなく次が追加されていくため、フロー性がある程度保たれ、平滑に仕上げることができる。

「ハイフローレジンをゆっくり流す」とハイフローのフロー性が低下し馴染みにくくなるため、凹凸を作りやすく、また2豊隆などの形態付与を行いやすくなる。さらに、垂れそうになったときも、流すペースをゆっくりにすることで垂れにくくなる。

「ハイフローレジンを早く流す」とフロー性の高い状態が長く維持されるため、より平滑な面を作りやすいが、逆に滑らかな形態以外は作りにくい。また、あまり早く流しすぎると固まるスピードが追いつかず垂れ出してしまう。

このように使用するレジンの流量による性質の変化を把握して、形態に応じて使い分けることで、より狙いどおりに造形を行うことができる。

③ オレンジフィルターをうまく使う

3D printer techniqueは、フィルターを解除した照明により硬化を促すことで造形するテクニックであるが、実はオレンジフィルターをうまく活用することが非常に重要なポイントの一つである。

「オレンジフィルターを使用している間、レジンの硬化反応はストップする」。この性質をうまく利用することで、3D printer techniqueの不得意とするような場面をクリアしたり、失敗した際にリカバリーできたりする。

第1章で述べたように3D printer techniqueは三橋 純先生のSurface Tension Control Techniqueが発想の大元となっているが、これを同じくするもう一つの流派として樋口 惣先生らの提唱するKyu-Shu Techniqueがある。Kyu-Shu Techniqueはフローレジン本来のフロー性と表面張力を利用して賦形し充塡するもので、ローフローレジンを骨組みとしつつハイフローレジンの濡れ性と表面張力により、たいへん平滑な表面を作り出せる。3D printer techniqueとの大きな違

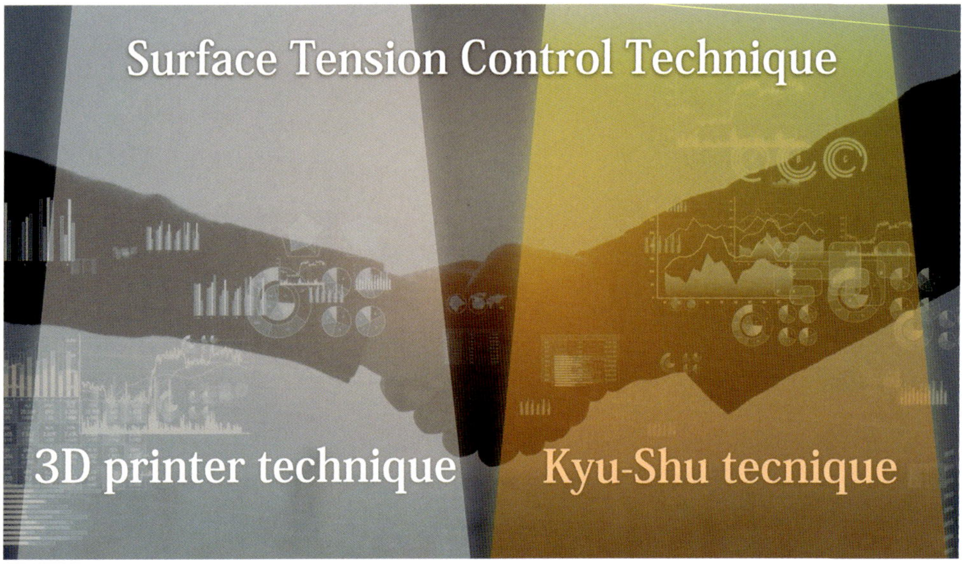

図51　3D printer techniqueとKyu-Shu Techniqueは、オレンジフィルターのOn/Offで切り替えることができる隣接したテクニックである。この2つのそれぞれの特性を理解して使い分けることでよりよい結果を得ることができる

いは、テクニック中に照明による硬化促進を利用していないことであり、基本的にはフローレジンの性質を保ったまま充填していく。

3D printer techniqueとKyu-Shu Techniqueは、それぞれの性質上得手不得手があるが、オレンジフィルターの切り替えだけでお互いを行き来できるため、それぞれの特徴を十分理解することで、利点・欠点を補い合える非常に相性のよいテクニックであると筆者は考えている（**図51**）。

たとえば、**図52**のように範囲の大きなスライスカットの窩洞の場合では、Kyu-Shu Techniqueを用いるとフローレジンの性質上中央付近にレジンが溜まって、重力で遠心窩洞は膨らんでしまい（逆に近心窩洞は凹んでしまい）、狙った位置に最大豊隆部がくるように形態をコントロールしながらコンタクトポイントを設定することに苦労する。そして、一度に扱うフローレジンの量が増えるほど、窩洞から流れ出てしまうリスクが高まる。

これに対し3D printer techniqueは、窩洞が大きいほど得意といえる。なぜなら

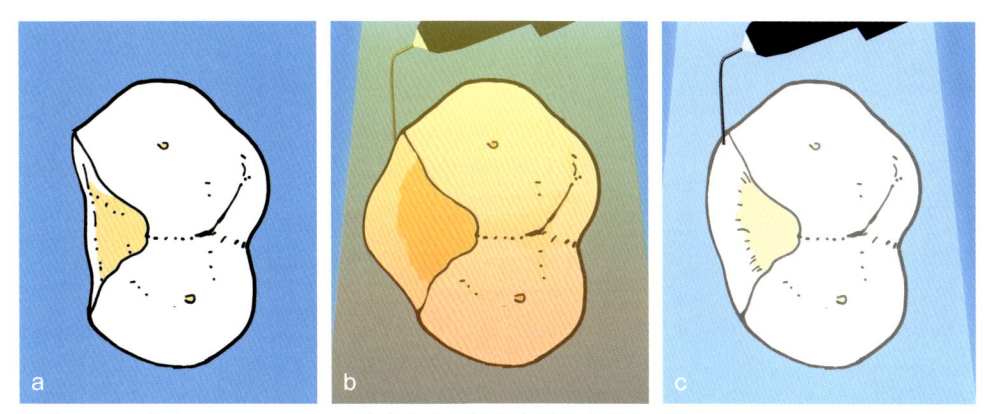

図⓾　aのようなスライスカットのような広い遠心窩洞を充填する場合。b：Kyu-Shu Techniqueだけだとフローレジンはそのフロー性から中央へと溜まり重力で遠心へと膨らんでしまうため、コンタクトを狙った位置に作りにくく隣の歯に垂れてしまうリスクが高まる。c：このような窩洞は3D printer techniqueが最も得意とするところで、窩洞の範囲が広いほど造形操作の自由度は高まり何不自由なく狙った形態を作ることができる

　窩洞が大きいほど、シリンジをダイナミックに動かして造形していく操作の自由度があり、視認性もよいため楽に造形を行える。硬化させながら立ち上げていくので垂れて流れ出してしまうリスクも低く、狙いどおりに造形できるため最大豊隆部の位置をコントロールできる（図52c）。

　しかし、逆に図53のような内側性の小さな窩洞の場合、これに3D printer techniqueを用いるとシリンジ操作で造形するには術野が狭いうえ、視認性もよくないことが多いため操作性が悪い。そして、窩洞表面のフローレジンの波打ちが収まる前に硬化開始して、歪な表面に仕上がりやすい。3D printer techniqueはどんどん硬化を促していくテクニックのため操作時間は限られているし、すでに硬化が進んでしまった部分の修正は思いきって半硬化の部分を壊してもぎ取るか、一度硬化させてしまってから削ってやり直すしかない。

　対して、Kyu-Shu Techniqueは硬化が進んでいくわけではないので、操作時間に余裕がある。たとえ視認性や操作性が多少悪くとも、内側性の小さな窩洞であれば、フローレジンを適量塡入して表面張力により形態が滑らかに整うのを待つことで、平滑な表面に仕上げることができる（図53c）。

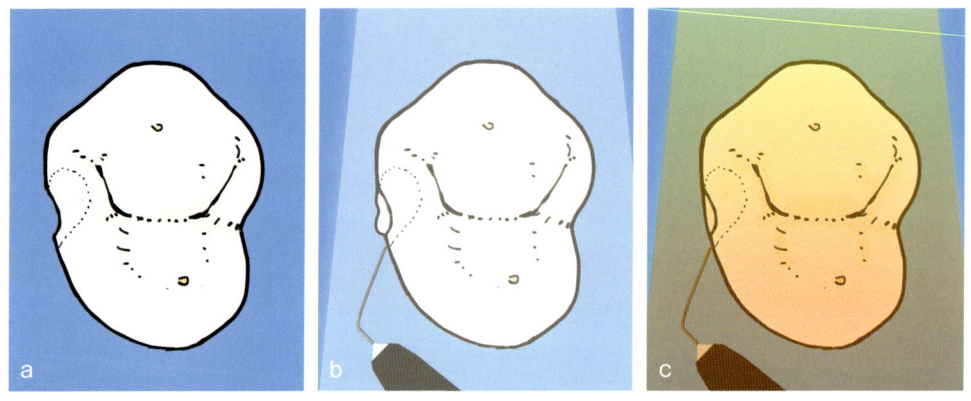

図❸　aのような間口の狭い内側性の小さな窩洞を充填する場合。b：3D printer technique は小さい窩洞であるほど、間口が狭い窩洞であるほど苦手とする傾向があり、ダイナミックにシリンジを操作できないと動きがゆっくりになり段差を生じやすくなってしまう。c：このような窩洞の場合はKyu-Shu Technique が非常に有利である。フローレジンはフロー性をつねに保った状態であり操作時間に制限はない。狭い範囲であれば重力に負けず表面張力により均一な滑らかな豊隆が得られるため、ただピッタリの量のフローレジンを流して滑らかに整うのを待ってさえいればきれいに仕上がる

　このようにテクニックの性質上得意とする窩洞のタイプが異なっているほか、3D printer technique中に生じたさまざまな失敗のリカバリーにも、Kyu-Shu Techniqueは効果的である。

　たとえば、少々の窪み程度であれば臨床上問題は少ないと思われるが、明らかに清掃不良をきたすような凸凹を生じてしまった際は、これを修正する必要がある。この細かな部分の修正の際に3D printer techniqueを用いるのは、前述の性質から状況をより悪化させる可能性が高いため適していない。このような場合の修正には、Kyu-Shu Techniqueのほうが操作時間に余裕があり、ハイフローレジンの表面張力により自然と滑らかな形に修正できるため適している。付与した形態の微調整などにも、非常に効果的である（**図54**）。

　オレンジフィルターの切り替えにより、2つのテクニックを行き来してフローレジンの性質変化をうまく利用することで、より結果を高めることが可能になると考えている。

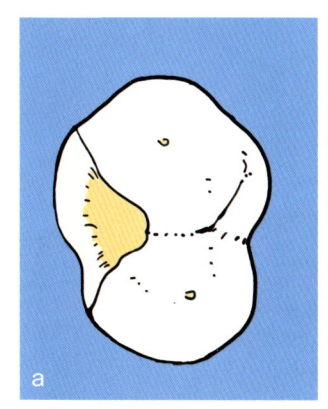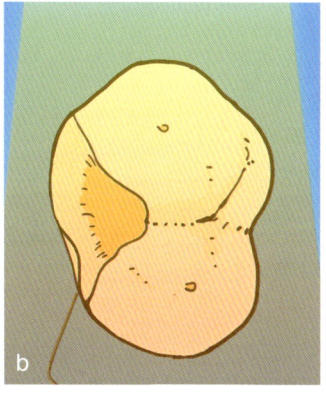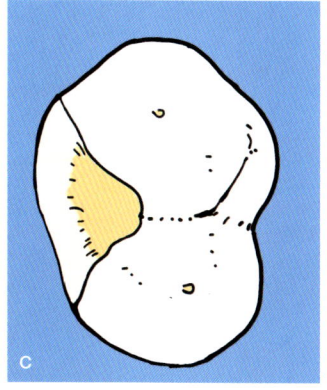

図❺❹　aのように3D printer techniqueの造形で意識しすぎて２豊隆を極端に付与してしまったり、造形時に微妙な段差が生じてしまったりした場合、これを修正するのにそのまま3D printer techniqueで行うと修正中も硬化が進んでいくため滑らかに修正するつもりがより段差を作ってしまいやすい。b、c：修正操作の際はKyu-Shu Techniqueを用いるほうが操作時間に余裕があり、滑らかに整えやすい

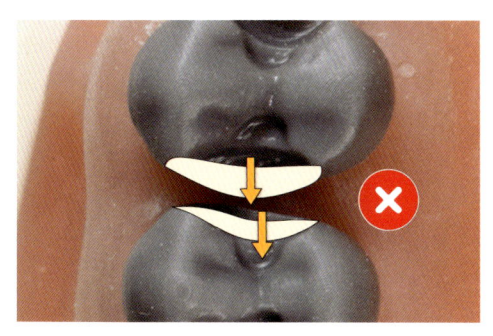

図❺❺　水平診療の場合、重力は遠心へと働き、フローレジンは遠心へと垂れる。4の遠心窩洞は遠心へと膨らみやすく、逆に5の近心窩洞は内側へと凹みやすい。重力の影響を考慮せずにただ造形したい位置にノズルの先端を配置しフローレジンを流すと、若干遠心へと垂れつつ硬化し、結果図のように仕上がってしまう

④　重力の影響を考慮する

　「3D printer techniqueは照明により硬化を促進していくため、ずっとフロー性を維持した状態のKyu-Shu Techniqueに比べると重力による影響を受けない」とイメージされることがあるが、実はそんなことはない。3D printer techniqueも重力の影響を受けており、逆にその影響を頭に入れながら造形していくことが重要である（図55）。

　たとえば、遠心窩洞（OD窩洞）の場合には、重力により遠心へとフローレジン

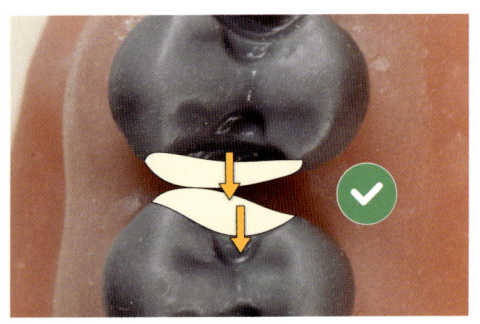

図56　そのため、垂れながら硬化することを考慮に入れながら造形していく必要がある。つまり造形したい形より若干近心寄りにノズルを位置づけてフローレジンを流すことで、垂れて固まった際に意図した概形になっているように調整するのである

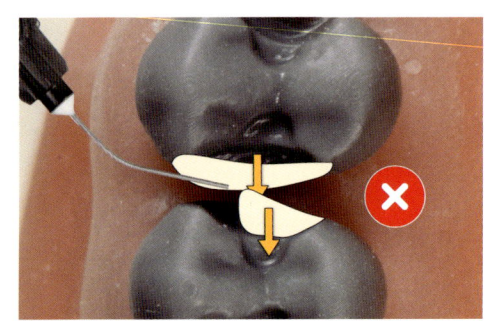

図57　3D printer technique を用いて充塡するような大きなⅡ級窩洞が連続している症例においては、遠心側の窩洞から先に充塡しておくほうが操作しやすい。図のように、先に4の遠心窩洞が完成していると、5の近心窩洞の充塡の際に近心側にノズルを位置づけられず、接触させてしまう可能性が高まる

が垂れながら固まっていくため、豊隆が遠心に膨らみやすい。それに抵抗するためには、近心寄りの窩洞内側にノズルの先を位置させながら流していくことで、垂れながら膨らんでいき、ちょうどよい豊隆を描くように調整する。

　逆に、近心窩洞（MO窩洞）の場合には、重力によりフローレジンは遠心へと垂れていくため、中央が凹んでしまい近心方向へ膨らませることが難しい。そのため、作りたい豊隆の形態より近心側である近心隣接歯側にノズルを位置させて流していくことで、垂れながら凹んでちょうどよい豊隆を描くよう調整する（図56）。

　これらの原則からいえるのは、2歯間の連続するⅡ級窩洞を充塡する場合（近心歯OD窩洞、遠心歯MO窩洞）、遠心歯MO窩洞から充塡するほうが手技上圧倒的に楽である。なぜならば、先に近心歯OD窩洞を充塡してしまうと、遠心歯MO窩洞の充塡時にノズルを近心側に位置付けようにも、すでに完成している近心側の隣接面が邪魔してしまい、うまく操作を行えなくなるからである。

　遠心歯MO窩洞充塡時に近心歯OD窩洞のスペースが空いていれば、近心側に空間を広く取れるため、ノズルを近心に位置させやすく、3D printer technique は容易に行える。そして、遠心歯MO窩洞を先に完成させてから、近心歯OD窩洞

を充填するが、こちらは窩洞内にノズルを位置させて垂らしていけばよいので苦労しない（**図57**）。

このように、重力の影響を考慮した充填順序を組み立てることが、3D printer techniqueによるCR充填を成功させるポイントなのである。

⑤「垂らす」と「膨らませる」流し方の使い分け

④で「2歯間の連続するII級窩洞を充填する場合（近心歯OD窩洞、遠心歯MO窩洞）は、遠心歯MO窩洞から充填する」ことを説明した。しかし、近心歯の遠心面に窩洞がなく、隣接面が存在している場合はどうであろうか。

この場合、近心側にノズルを位置させて垂らしていこうにも、位置づけたい場所に近心歯遠心面がすでにあるため、接触してしまいうまくいかない。そのため、3D printer techniqueが行えないかというと、必ずしもそうではない。

そのような場合には、フローレジンを「垂らす」のではなく、「膨らませる」ように充填する。この方法では、ノズルをフローレジン液面に接触させた状態で、カット面を近心方向に向けて吐出。勢いを調整して膨らませることで、重力に抵抗しながら近心方向に膨らんだ形に充填できる。吐出量、スピードの調整で豊隆をコントロールできるが、コツを掴むには練習が要る。

また、徐々に硬化する液面にノズルをつけた状態で操作するため、ノズルの先端にレジン塊がつきやすく、半硬化している部分に強く接触させると、それを壊してしまうリスクも高まる。吐出させながら少しずつノズルを引き上げて造形していくことで、硬化し始めている層からノズルをつねに脱出させていくようにするとうまくいく。

逆に遠心窩洞の場合は、隣接歯に関係なく液面にノズルをつける必要はない。液面から離して垂らしていけばよいだけである。つまり、3D printer techniqueは、基本的に遠心窩洞のほうが簡単に行うことができる。

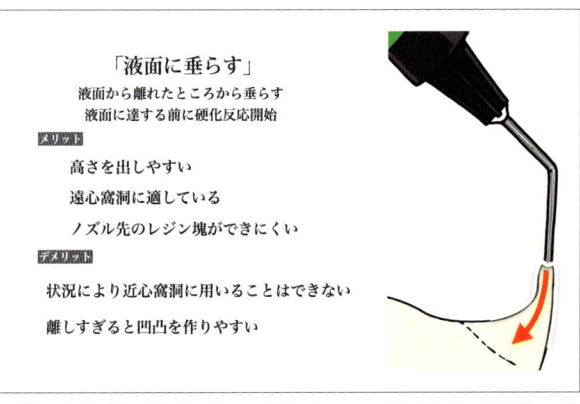

図❸　近心側に障壁がない場合はこの方法が最も効率的に造形を行える

図❹　近心側に障壁があり、ノズルを位置づけられない場合はこの方法で横方向に膨らませるように造形する

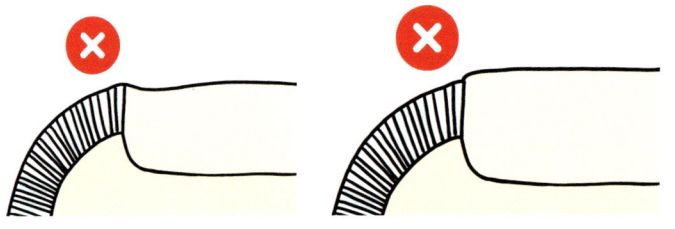

図❻　ベベルを付与しない場合、よほどピッタリの量になっていないと境界が目立ってしまう。それに硬化時の収縮応力によりエナメル小柱にクラックを生じさせてホワイトマージンとなる可能性も高まる

図58、59に2つの流し方による違いと利点、欠点を示す。

⑥　ベベルは長く広く、ハイフローレジンは縁まで塗っておく

　3D printer techniqueにより充塡する場合、ベベルを広めに付与しておくほうがよい。ベベルを付与しない場合、よほどピッタリの量を充塡しないと窩縁と段差を作ってしまう（図60）。量が少ないと凹んで窩縁が尖って目立つ。量が多いと窩縁から急激に膨れ上がった形態になり、やはり段差が目立つ。

　ベベルをしっかりと長く広めに付与したうえ、ベベルの縁までハイフローレジンを塗布しておくことで、少なめの量でも多めの量でも歯面とのカーブが移行的

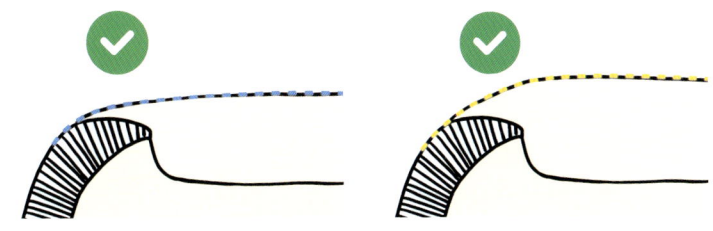

図❻❶　広めのベベルを付与した場合、流すフローレジンの量が少なくても多くても段差が目立ちづらく、豊隆をコントロールしやすくなる

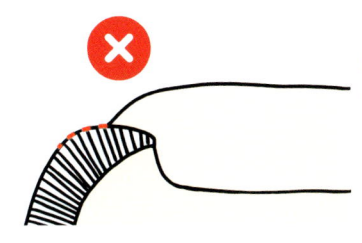

図❻❷　たとえベベルを広めにとっても、ベベルの縁までしっかりとフローレジンが行きわたっていないと逆に目立ってしまう原因となる。最初のハイフローレジンをベベルに塗り広げる工程でしっかりと縁まで塗っておくとこの問題は起こりにくい

になりやすく、充塡の境界をわかりにくくできる（**図61**）。

　ただし、たとえベベルを長めにとっても、縁までハイフローレジンを塗れていないと段差を生じやすいので確実に塗り広げる（**図62**）。

⑦　セパレーターはかけられる余裕ができてから装着する

　う蝕除去、接着処理が終わると、すぐにでもセパレーターをかけたくなるが、セパレーターをかけられるだけの歯質の立ち上がりが不足していると、セパレーターがラバーダムを突き破って歯肉に食い込んでしまったり、切削により脆弱になっている歯質が壊れてしまったり、大きな失敗に繋がる可能性がある。

　まず行うべきは、セパレーターが余裕をもってかけられるように下準備することである。ラバーダムと窩縁の間に十分に距離がない場合は、ラバーダムの上から圧排糸を挿入し、ラバーダムを押し下げて窩縁との距離をとる。十分に窩縁が分離できたら、セパレーターの装着に耐えられるよう歯質を補強しつつ、セパレーターをかける部分を先に3D printer techniqueにより作ってしまう。ラバーダム

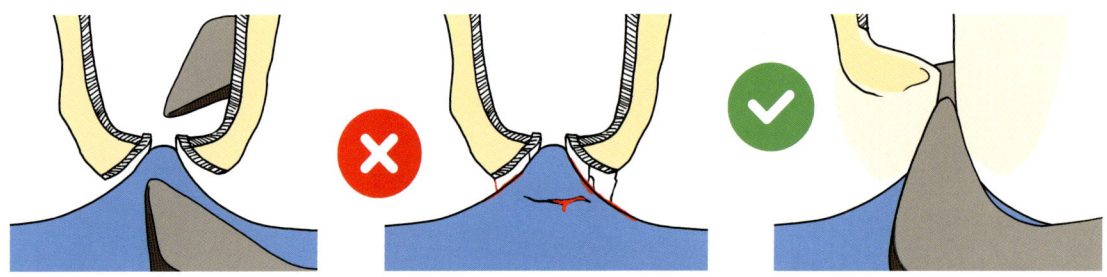

図❻❸　セパレーターをすぐにかけてしまいたくなるが、ギリギリのところにかけてしまうと歯肉に刺さってしまったり、切削により強度の落ちた歯質が破損してしまったりと問題が多く起こる。実は最初の部分はフリーハンドでも問題なく造形でき、本当にセパレーターが必要なのはコンタクトの部分だけである。まずはセパレーターが余裕をもってかけられるよう、立ち上がりの部分を先に造形して硬化させたのち、そこにセパレーターをかける

の縁上に1.5〜2 mmくらいの立ち上がりがあれば、セパレーターは難なくかかる。

　しっかりと硬化させた後、歯肉や歯質を不用意に傷つけることなく、余裕をもってセパレーターをかけられる（**図63**）。

⑧　立体感をつかむためミラーテクニックは必須

　マイクロスコープの使用方法としてミラー中心のスタイルか、直視中心のスタイルかという議論はよく耳にするが、このテクニックにおいてはミラーテクニックが扱えたほうが圧倒的に有利である。むしろ直視のみでは不可能といって差し支えないと考えている。

　立体物を作るとき、立体感を捉えようと思うとこちらが対象物の周りをぐるぐる回ってさまざまな方向から観察しながら作業するか、逆に対象物自体をぐるぐる回してさまざまな方向から観察しながら作業する必要がある。ただ一方からのみ見続けて作業しても、立体感を再現することはできない（**図64**）。

　3D printer techniqueは口腔内で立体物を造形していくわけだが、口腔内に自分が入って歯の周りをぐるぐる回るわけにはいかないなので、代わりにミラーに周りを回ってもらうのである。

　ミラーテクニックをきちんと扱えれば、ミラーの位置と角度を調整するだけで

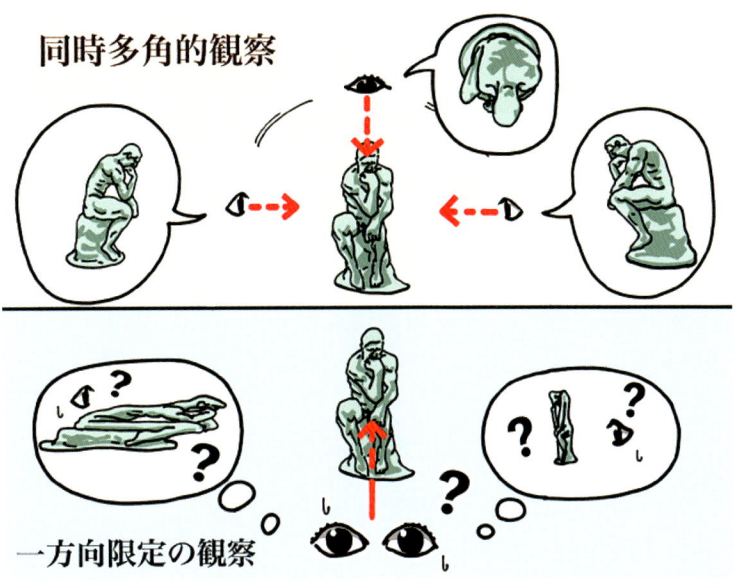

図⑥4 　立体物を 3 次元的に把握しようと思うと、同時に多方向から観察する必要がある。一方向からのみ眺め続けていてもそのものの奥行、見ている一方向からは見えない部分の構造などをミスリードしやすい

あらゆる角度からの観察が可能になるため、何度も患者の頭位を動かしたり鏡筒の位置をせかせか動かす必要がなく、つねに造形を続けながら多角的に観察することができる。

これに対して対象物自体をぐるぐる回して、あるいは鏡筒を忙しくさまざまな角度に動かして直視で確認しながら作業するというのは、立体感を確認するため患者の頭位を何度ともなくぐるぐると上下左右へ傾けたり、作業をいちいち中断して鏡筒の位置を調整することになる。これは3D printer techniqueに適した方法とは言い難い。それには、いくつか理由がある。①テクニック中は光により絶え間なくフローレジンの硬化が進んでしまうため、滑らかな表面を得ようと思うと途切れなくフローレジンを吐出して造形し続けなければならないこと、②重力の方向が患者の頭位の変化とともに変化してしまうため、そのコントロールが非常に難しくなること、③頭位が動くということは鏡筒もそのたびに位置とピントを調整する必要が出てくるため、タイムラグが生じること、などが挙げられる（**図65**）。

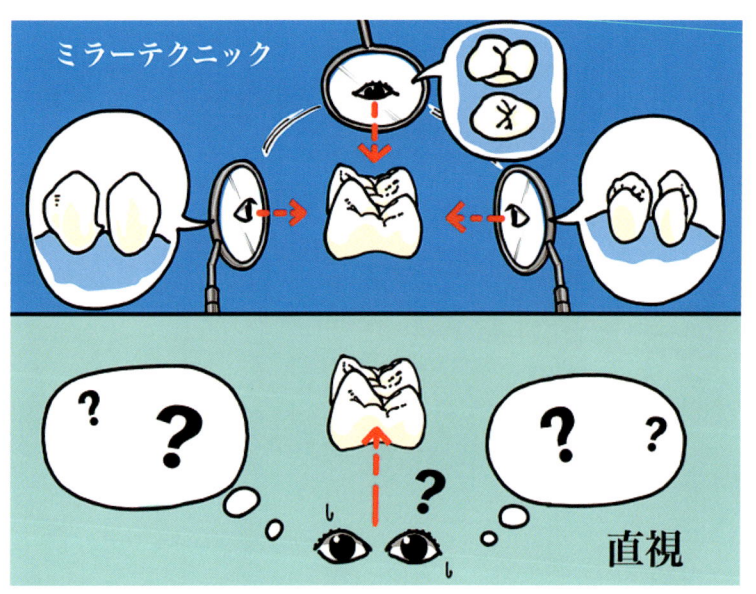

図65　ミラーを用いて多角的に観察することで立体的な情報をつねに得ることができる。直視により一方向から見ていると、奥行をつかめず同時に見えない部分が多すぎる

　ライト付きの拡大鏡で行う場合は、術者が直接動き回ることで同時多角的に見ることはできるが、診療姿勢が非常に悪くなりやすく、体の負担になりやすい。

　ミラーテクニックにおいては、上顎に比べて下顎のほうが難しいと感じている歯科医師が多い。ミラーテクニックの指導が受けられるセミナーなどを受講して練習することをお勧めする。

⑨ マイクロスコープを用いる場合は　モータライズドマイクロスコープが有利

　モータライズドマイクロスコープとは、マイクロスコープのつまみ操作をモーター制御によりボタンなどで行うもので、多くのものはフットペダルによる操作でズームとフォーカスを調整することができる。

　3D printer technique では左手にミラー、右手にフローレジンをつねに持って作業しているため、両手はずっと塞がっている。

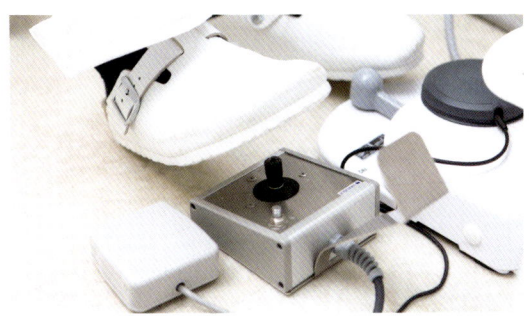

図⑥⑥　ズームやフォーカスなど、多くは手で
つまみを回して操作するものを電子駆動式
にしてフットペダルなどで操作できるのが
モータライズドマイクロスコープである。テ
クニックの最中に両手が塞がりやすく、かつ
つまみ操作による中断が段差へと繋がりや
すいため、操作に手を取られないフットペダ
ルはたいへん有利に働く

　この状況でつまみ操作により細かなピント調整を行うには、いったん3D printer techniqueの作業の手を止めなければならない。そうなると、手を止めている最中にも硬化が進んでしまう可能性が出てくるし、最悪の場合は手を止めている間にフローレジンが垂れ出して、隣接歯とくっついてしまう可能性さえある。

　モータライズドマイクロスコープを用いると、つねに手は術野にあって作業を続けながら、空いている足を使ってフットペダルでズームやフォーカスの調整を済ませられるので圧倒的に有利である（**図66**）。

　ただ単に有利というだけの話で、もちろんつまみ操作のマイクロスコープでは無理ということではないので、買い換える必要はない。ちなみに、フォーカスのつまみ（バリオフォーカス）操作をアシスタントに任せ、モニターを確認してもらいながらつねに被写体に合わせ続けてもらうという、言うなれば「アシスタントオートフォーカス」という方法もあるので参考にしてもらいたい（**図67**）。

⑩　セパレーターによる離開量のコントロール

　3D printer techniqueは、セパレーターによる歯間離開で得られた離開量よりも、少し隣接面に近づけたところまで豊隆を造形し、セパレーターを外すことでコンタクトを得られる。

　しかし、このセパレーターでの離開した量が毎回狭かったり広かったりするなど安定していないと、コンタクトをうまく付与することが難しくなる。

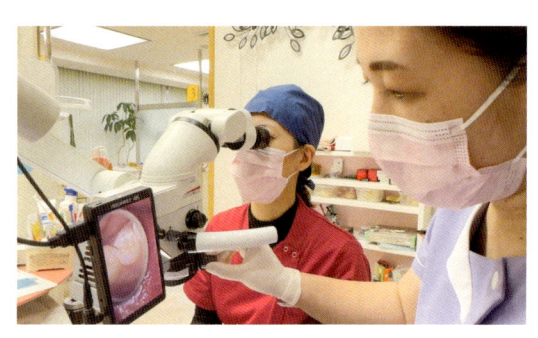

図❻❼　両手が塞がっている術者の代わりにアシスタントがモニターを見ながらピントを微調整する、言うなれば「アシスタントオートフォーカス機能」のアイデアで実際に使用している歯科医師もいる

　そのため、毎回ある程度一定の離開量が得られるよう、セパレーターの嚙み込む量を一定にできるとその目安がわかりやすい。そのため、筆者はセパレーターの両嘴が両方の歯に接触したところから、ネジをねじ込む回転数をカウントすることで離開量を測っている。

　基本の回転数を決めておき、それより回転した場合は基準より多めに離開したと判断して、付与する豊隆は少し隣接面から離す。逆に、基本の回転数より回転できなかった場合は少ない離開量となっているはずなので、豊隆はより隣接面に近づけて付与する必要がある。

　筆者の使用するエリオットセパレーター（YDM）の場合は、ネジを1.0〜1.5回転させると、作業に十分なスペースが得られる（**図68**）。

⑪　エリオットとアイボリーの利点・欠点

　セパレーターには前歯用のアイボリーと、臼歯部用のエリオットがある。

　アイボリーセパレーターは前歯部用として開発されており、その形はラバーダムの前歯部用クランプの形と酷似している。そのため、歯冠長の長い前歯をまたぐための大きめのアーチスプリングと、口唇を押さえつつネジを回しやすいよう長く突出したネジ部をもっている（**図69**）。

　3D printer techniqueで臼歯の隣接面を作る際もこれを利用することはできるが、前歯部用として開発されているため、さまざまな問題が生じる。まず、その大

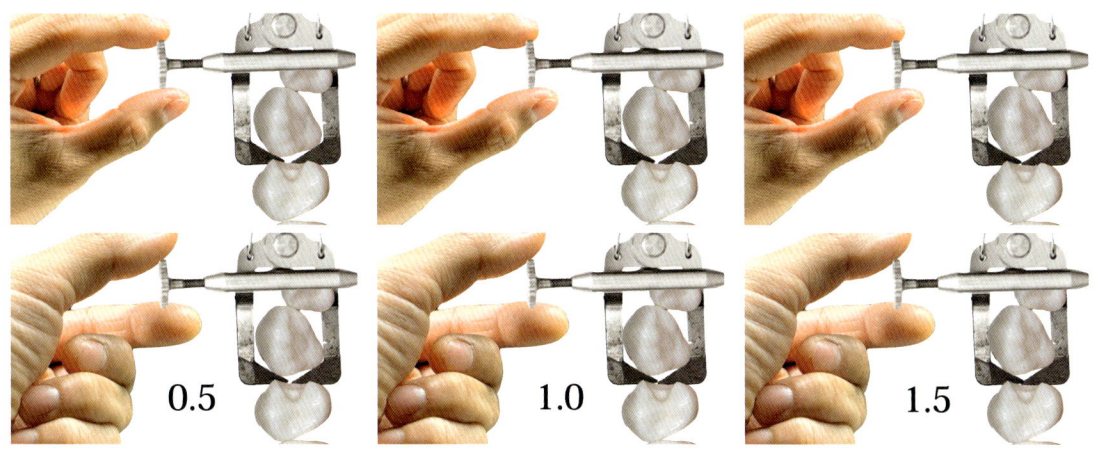

0.5 1.0 1.5

図❻❽ 両嘴が歯冠を捉えて抵抗感を感じ始めたところから、エリオットセパレーターのつまみを親指と人差し指で摘んで返して半回転。これを2回で1回転、3回で1.5回転である。筆者の場合は基本を1回転、少し広めに空間確保する場合で1.5回転を目安としている

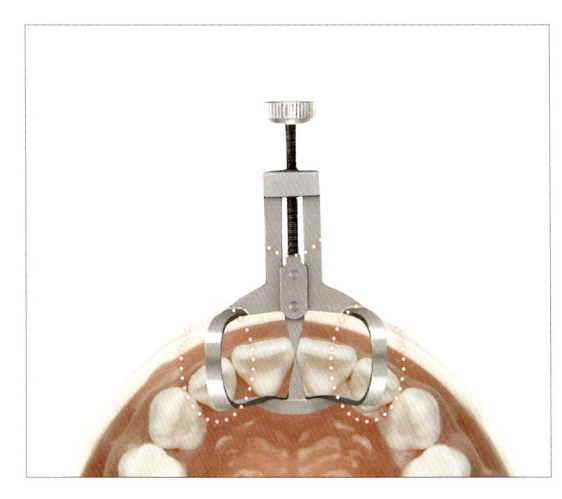

図❻❾ 前歯部用として開発されているアイボリーセパレーターは前歯用クランプと類似したウイングと、直線的に長く飛び出たネジ部がある。前歯の治療時においてはこれはほとんど邪魔にはならない

きなウイングやネジ部がシリンジ操作の際に干渉し、非常に作業の邪魔になること、部位が奥に行くほど長いネジが口角に接触して装着が困難となるなど、前歯部用の設計になっていることの弊害がある（**図70**）。

　対して、エリオットセパレーターは臼歯部用として設計されているため、どの部位に装着する際も条件は変わらず挿入しやすく、邪魔になるようなアーチスプ

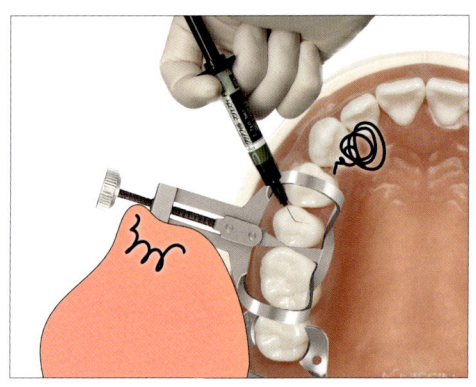

図⓰ 前歯部用の設計のものを臼歯部に用いるとなると、さまざまな障害がある

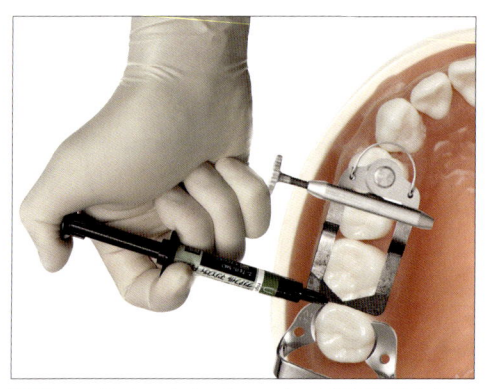

図⓱ エリオットセパレーターは臼歯用として開発されており、どの箇所にも挿入しやすく、操作の邪魔になりにくく、嘴の大きさが大きく離開力が強い

リングや長いネジもないため、シリンジ操作に影響しない（**図71**）。

　嘴も歯冠の広い臼歯部用に開発されたエリオットセパレーターのほうが大きめであり、離開能力が高い。

　しかし、Kyu-Shu Technique の先生方をはじめアイボリーセパレーターを臼歯に適用する先生が多くおられるのは、おそらくエリオットセパレーターの弱点である蝶番部の跳ね上がり現象を気にしてのことと推察する（**図72**）。

　この跳ね上がり現象さえなければ、エリオットセパレーターのほうがメリットがあるため、筆者はエリオットセパレーターの蝶番部にミラーを持つ手のレストを置くか、アシスタントに押さえておいてもらうことで、跳ね上がりを防いでいる（**図73**）。とはいえ跳ね上がってこないエリオットセパレーターが開発されるのがいちばんであり、今後の改良を祈っている。

⑫ 再現すべき形態の３次元的な理解が最重要

　3D printer technique のネーミングのもととなったいわゆる「3Dプリンター装置」は簡単に立体を造形できるたいへん便利な装置であるが、出力する元データ

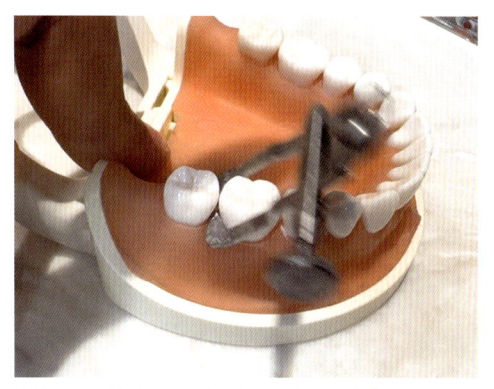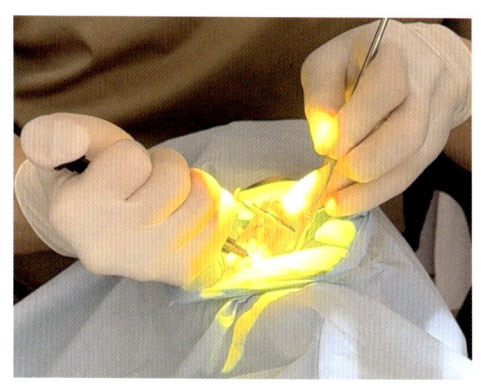

図⓰　エリオットセパレーターの弱点として、嘴部の嵌合が悪いと蝶番部が跳ね上がってしまうことが知られている。跳ね上がると離開が解けてしまうため、テクニックの失敗にも繋がるリスクがある

図⓱　蝶番部を何かで押さえておけば跳ね上がらないため、ミラーを持つ左手のレストを置いて押さえている。術者の手に限らず、スタッフに押さえてもらう場合もある

がなければただの置き物となってしまう。また、その元データを編集する知識や技術がなければ、応用の幅は狭まってしまう（**図74**）。

　それと同じで、術者が造形する対象の形態を知らなければ、正しい形態を再現することはできない。形態を知っていることは造形のゴールを知っていることであり、ゴールを知らずしてそれを目指すことはできない。

　そのため、歯の形態、解剖学への造詣を深め、3次元的な構造を把握しておかねばならない。

　そして同時に、歯の形態がどこまで遊びをもって存在し得るのかも知っておくことが必要である。

　たとえば、歯に捻転があったとして、その捻転を補正編集し自浄性・清掃性を改善するため、3D printer techniqueにより造形する隣接面形態の調整を検討する。補正により付与された形態が天然歯として存在し得る形態で収まっているのか、それとも歯の形態としてはあり得ない形態となっており、審美性や咬合、舌感など別の問題を生じるために矯正治療を検討しなければいけないのか。それを判断するためには、教科書的な形態の歯だけでなく、少し変わった形態の歯のバリエ

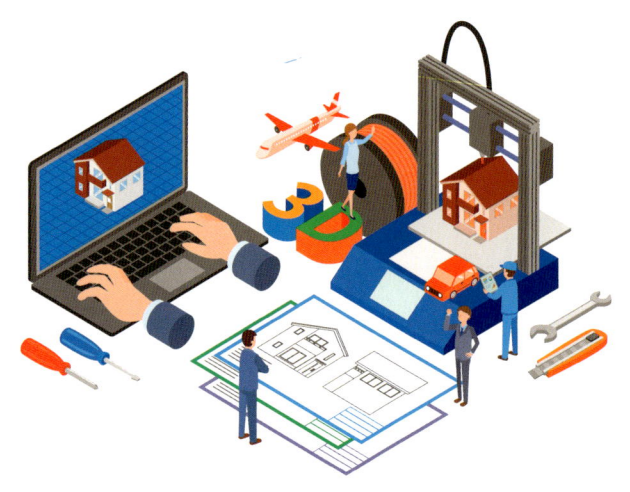

図⓻　3Dプリンターのイメージ図。装置としての3Dプリンターは最近歯科界でも活用が進んで認知されているが、導入する医院はまだ少ない。それは装置だけ購入しても、プリントする元データやそれを編集する技術がないと役に立たないからである

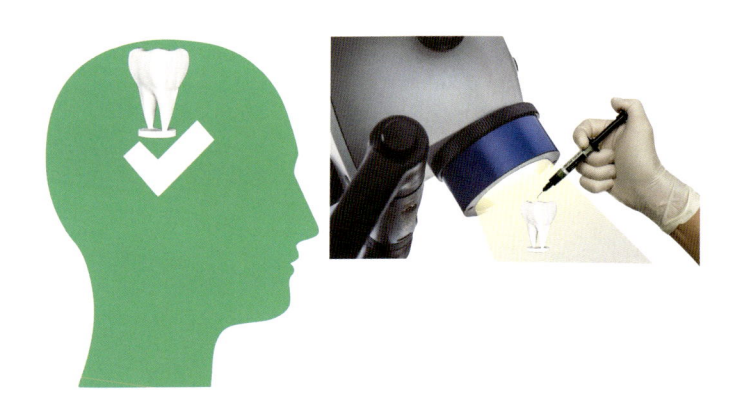

図⓼　脳内の歯の形態のデータ、つまり解剖学的形態への理解が深ければそれを3D printer techniqueで造形することはたやすい。またその形態の変化の幅を把握しつつ、そして時にそれを逸脱してでも条件に応じて形態を改変すべき状況かを判断し、狙って形態付与することができる

ーションを知っておくことも重要である。

　また、時には天然歯形態の追求をあえて無視し、思いきって形態を改変しなければならない場合もあり得る。その際はどのような形態を与えれば条件がよくなるのか、補綴的な感覚をもち合わせておくことが必要だと考える（図75）。

CHAPTER 4

3D printer technique のトラブルシューティング

3D printer techniqueの
トラブルシューティング

3D printer techniqueは非常にテクニックセンシティブな方法で熟達が必要となるが、たとえ熟達していても時にエラーは起こり得る。大切なのはエラーが生じた際、対処法を知っておき、冷静に対処することである。

① コンタクトしなかった

セパレーターを外して歯間離開を解除したが、コンタクトが空いてしまったというのは、このテクニックで最も発生しやすいエラーの一つである（**図76**）。

接触しているがそれがごく弱い接触であるという程度であれば、筆者はあえて無視することが多い。セパレーターで長く歯間離開をしていたクセが残っていることに起因する場合が多く、1週間程度空けて経過観察に来院してもらった際は、問題なく接触している場合がほとんどである。

問題は視認できるほどの隙間が生じた場合である。これはやはり修正しておいたほうが無難と考える。

3D printer techniqueのよいところは、作られた表面すべてが未重合層であるため、後から足りない部分を盛り足し修正することが容易なことである（**図77**）。

修正方法は、再度セパレーターを少し強めにかけ直し、操作スペースを開けたら隅角付近にハイフローレジンを流して（**図78**）、ファイルを使ってそれを全体に塗り広げるか、もしくは微弱なエアーによって送り込む（**図79**）。

その際は、オレンジフィルターをかけた状態でKyu-Shu Techniqueの要領で行うのがよい。表面張力により、塗り広げたハイフローレジンが滑らかに整ったら、

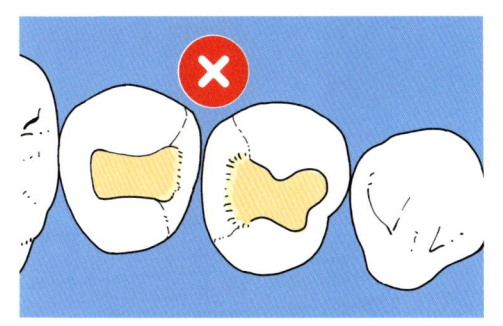

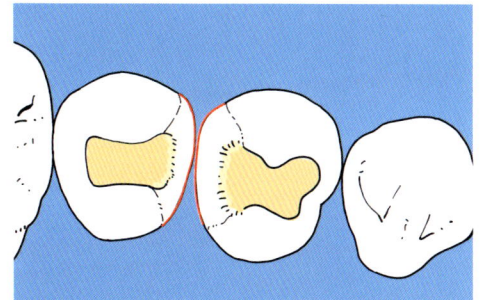

図⑯　3D printer techniqueで造形後、セパレーターを外したがコンタクトが空いてしまったという失敗はよくある。この失敗は3D printer techniqueに限らず、マトリックスでも時に起こり得る

図⑰　3D printer techniqueに限らず、フリーハンドで造形する方法で作られた隣接表面はこの段階ではまだすべて未重合層で覆われている。つまり新規にフローレジンを足せる状態にあるので、ただ足りない分を継ぎ足せばよい。マトリックスではバンドにより空気が遮断された状態で硬化させるため未重合層はほとんど残らないので、後から継ぎ足すことが難しい

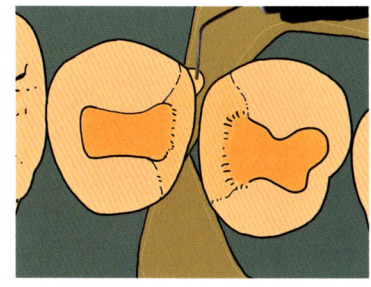

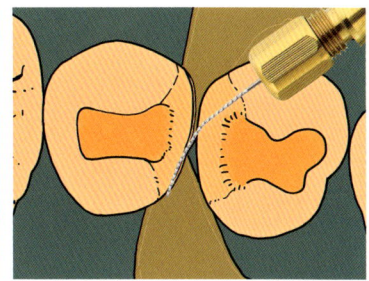

図⑱⑲　セパレーターで強めに離開してスペースを確保し、オレンジフィルター下でフローレジンを窩縁に垂らし、全体にファイルやエアーなどで慎重に塗り広げる。隣とくっついたらフロスで隣の歯表面を滑らすように拭うと取り除くことができる

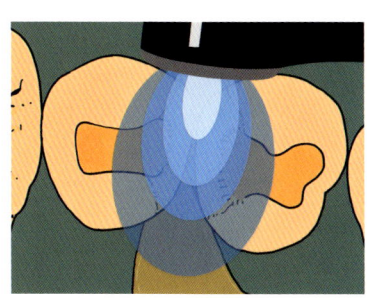

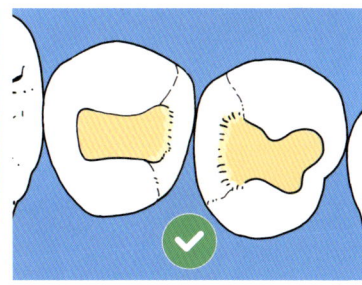

図⑳㉑　全体に薄く塗り、先ほどよりコンタクト部分が近接したことを確認し光照射する（再びコンタクトしないと次は狭すぎて修正が難しくなるので、できるだけギリギリまで近づけるほうがよい）。再びセパレーターを外し、コンタクトすることを確認する

光照射してセパレーターを撤去する（図80）。

　ほんの少しの隙間であれば、表面をわずかに覆うだけで十分なコンタクトを得ることができる（図81）。

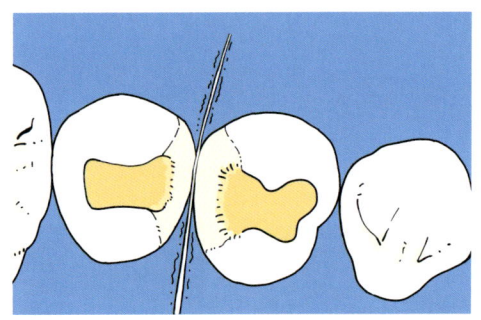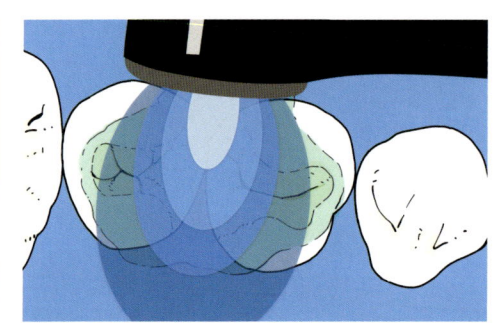

図⑫　動揺のある歯など、条件によっては簡単に離開が得やすいあまり、つい多めの離開が得られているのにいつもと同じ感覚でコンタクトを近接させすぎるとコンタクトがタイトになりすぎることがある。タイトでも未重合層を拭き取らないと連結されてしまうため、とりあえずフロスを通しておく

図⑬　タイトなコンタクトをストリッピングすると削片が散るが、これが未重合層に舞い込むと非常に汚い表面になってしまうし、まだ充填していない咬合面も汚くなってしまう。まずはすべての充填を終わらせ、完全に重合させる

②　コンタクトがきつすぎた

　続いては、①の逆でフロスが通しづらいほどかなりきつくコンタクトしてしまった場合である（図82）。戦略的に無視する場合もあるが、基本的には適正な圧にコントロールしておいたほうがよい。

　その場ですぐに対処する場合はコンタクト部分を削る必要があるが、表面の未重合層の部分や充填が終わっていない箇所に削粉が入り込む可能性がある。したがって、まずはすべての充填処置をいったん終わらせ、オキシガードを塗布し、最終重合させてしまう（図83）。

　その後、研磨用ストリップスなどを用いてコンタクト部分を削り、コンタクトの強さを調整する。その際、タイトすぎてストリップスが入らない場合は、セパレーターかウェッジにより軽く歯間離開を得て挿入するとよい（図84）。

　削りすぎると逆に緩くなり、その対処がたいへんになるので慎重に行う。適度なコンタクト圧が得られていることを確認して終了する（図85）。

③　隣接歯とくっついた

　造形中にノズルが隣接歯と接触して、フローレジンが隣接歯とくっついてしま

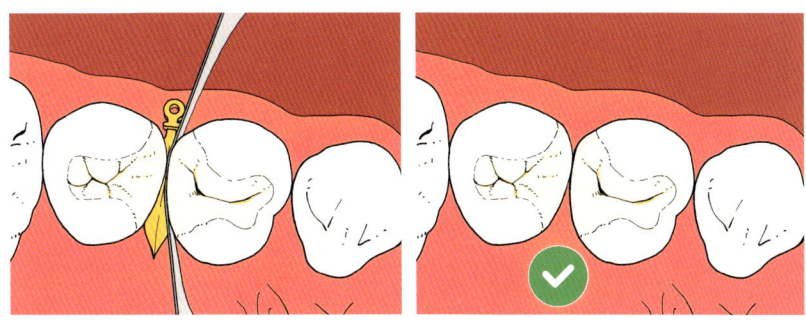

図84・85　タイトなままでは研磨ストリップスが挿入しにくいので、ウェッジやセパレーターを用いてコンタクトを開き、ストリッピングを行う。研磨しすぎると逆にコンタクトが弱くなってしまうので慎重に行う

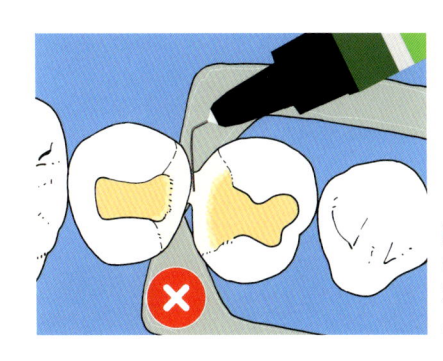

図86　コンタクト付近を造形している際に手の震えや患者の体動があったりで不意に隣接歯と接触してしまうことがよくある

うことは、最も隣接歯と接近するコンタクト付近でよく生じるエラーである（図86）。

　対処法としては、何よりまずは急いでオレンジフィルターをかける。これによりくっついた部分が硬化して取り返しのつかない状況になることだけは避けられる（図87）。

　この状況において、隣接歯へと垂れているレジンはまだまったくの未重合であるが、くっつく手前までの造形した部分はすでにある程度硬化している状態である（図88）。

　この造形済みで半硬化状態の部分には触れないよう注意しながら、隣接歯の表面を滑らすようにファイル、あるいはフロスを通して垂れた未重合レジンのみを拭い取る（図89）。

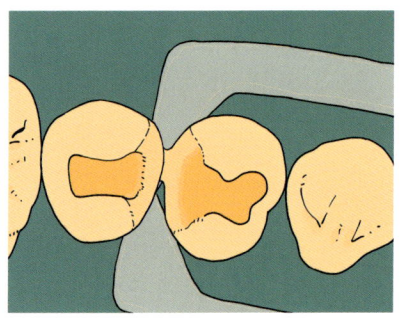

図❽❼　くっついたままの状態でしばらく眺めていると硬化が進んで取れなくなってしまうので、くっついたらすぐにオレンジフィルターをかける

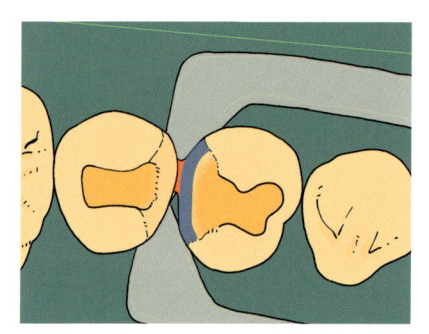

図❽❽　このとき図中の青色部分はすでに半硬化状態である程度固まって動かない。赤色の部分はくっついた直後でまだほとんど硬化していない

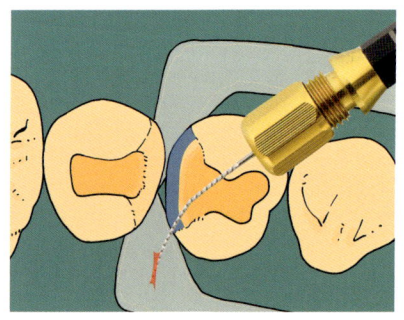

図❽❾　青色の半硬化部分を壊したり、触れないように気をつけながら赤色部分を反対側の歯面に添わすようにしてファイルかフロスで拭い取る

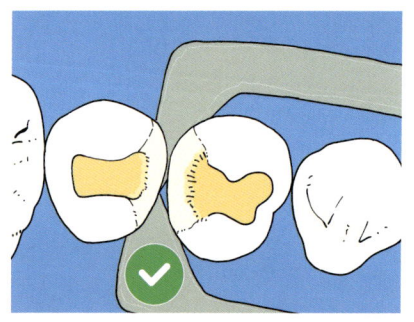

図❾⓿　しっかり拭き取れたらオレンジフィルターを解除し、続けて造形を行う

　その際、とにかく隣接歯表面に器具を接触させて、造形している側の隣接面には触れないことである。半硬化の部分を破壊してしまったり、未重合レジンが歯頸部のほうへと流れて収集不能な状態になる可能性がある。

　1回だけでは拭いきれないこともあるので、くっついている状態が解消されるまでは拭き取り続けることになるが、たとえるならば絞っていない濡れた雑巾で乾拭きできないように、ハイフローレジンで濡れている器具で何度拭き取っても塗り広げるばかりで事態は解消できない。乾拭きのためには、雑巾を絞る必要がある。

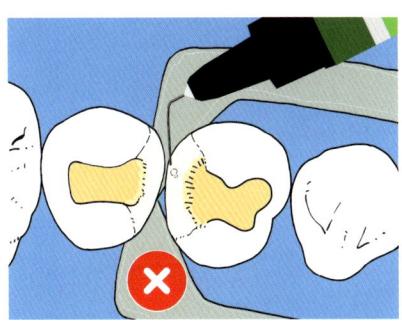

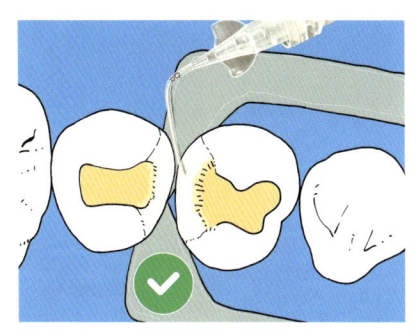

図❾❶　フローレジンに不意に気泡が混じることがある。マイクロスコープを使用していると、小さな気泡に気づいてとても気になる。3D printer technique中にこれを潰そうと探針などで触ると半硬化状態の塊が壊れてしまったり、気泡が取れないまま硬化してしまうなど問題は悪化するばかりである

図❾❷　フローレジンの気泡は根管内バキュームを近づけると簡単に吸引できる

　拭い取ったハイフローレジンを取り除き、また拭うという操作を繰り返すことで、いずれ垂れたレジンはなくなる（**図90**）。

④　気泡が入った

　フローレジンの塡入中に突然気泡が混じることがある（**図91**）。焦って咄嗟に潰したくなるが、たいてい簡単には潰れず、むしろ複数に割れて埒があかなくなることもある。そして、3D printer technique中にこれを行うと、最悪な場合は半硬化したフローレジンが壊れたり、時間を取られるとフロー性が失われ、二度と気泡が取れなくなってしまう。

　実は気泡を消すには、根管内バキュームを用いて吸い取ってしまうのが最も早い。根管内バキュームを気泡に近づけると、未硬化のフローレジンとともにあっという間に気泡を吸い出してくれる（**図92**）。

⑤　ラバーに垂れた

　3D printer techniqueが難しいケースの一つとして、窩縁を歯肉縁上に出せない

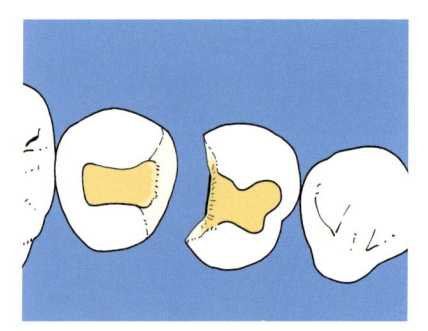
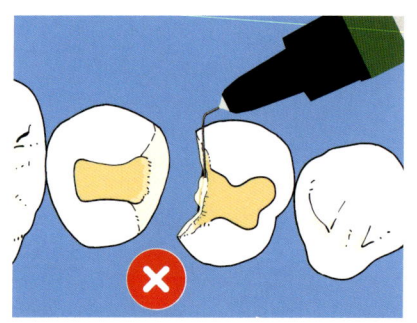

図93　歯肉圧排をしっかりと行っても窩縁と接触してしまい分離できないようなケースでは3D printer techniqueは行えない。図はギリギリで窩縁が分離できている状態

図94　このギリギリの窩底部窩縁をハイフローレジンで攻めるのはたいへん難しい。流した直後はハイフローレジンのフロー性が維持されており少し垂れることで滑らかな表面を得る仕組みである以上、この状況でハイフローレジンを使うのはリスクが高い

場合が考えられる。窩縁が歯肉縁上になければ、どうしてもフローレジンがラバーダムに触れるため、ラバーダムを伝って漏れ出してしまう。

　たとえ窩縁が歯肉縁上に出ていたとしても、ラバーダムとかなり近接している場合は注意が必要である（**図93**）。

　そのようなときに、ハイフローレジンで際どい窩縁を攻めるのはリスクが高い。ハイフローレジンの動きが止まるまでにはしばらく時間がかかり、それまでの間に垂れてしまう（**図94**）。

　3D printer techniqueは、そのわずかな垂れにより馴染ませながら造形していくことで、滑らかな表面を得られる仕組みである。ラバーダムと近接した際どい場所をハイフローレジンで攻めると、どうしてもわずかな垂れがラバーダムと接して流れ出てしまう可能性が高まる。そのようなことを起こさないようにしようとすると、慎重にハイフローレジンを流す必要が出てくるが、相当な時間がかかる。

　流れ出た場合、何よりまずオレンジフィルターをかけて、流れ出た状態で硬化するのを避ける。そして、流れ出たフローレジンは根管内バキュームで垂れてこなくなるまでしっかりと吸い尽くす（**図95**）。

　垂れてこなくなったら、再度フィルターを解除し再開するが、ここでハイフロ

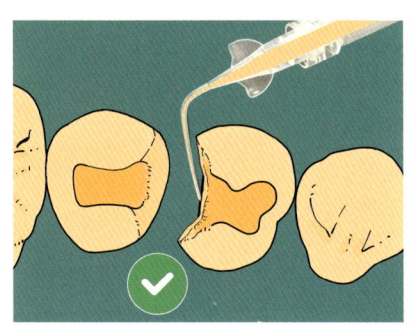
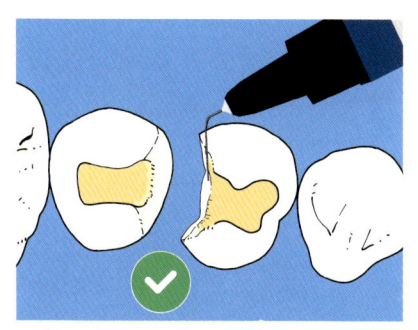

図❾❺　垂れたハイフローレジンは、硬化
してしまわないうちにオレンジフィルタ
ーをかけ、根管内バキュームで垂れてこ
なくなるまで吸い尽くす

図❾❻　このようなケースでは垂れないロ
ーフローレジンを選択する。窩底部や窩
縁部のほんの数層をローフローレジンを
用いて造形するとダムのような立ち上が
りができ、ダムができてしまえばもうハ
イフローレジンに切り替えても垂れてこ
ない。ただしローフローレジンは段差が
できやすいので、ほんの少しの立ち上が
りを造形するに留める

ーレジンを用いても同じことの繰り返しになってしまう。そのようなときは、あ
えて窩縁のギリギリの部位にはローフローレジンを用いる。ローフローレジンは
ほとんど垂れることなく動きを止めるので、窩縁に流すとすぐに硬化して立ち上
がりを作ってくれる（**図96**）。

　何層か流せば十分な高さが出るので、そのあとはハイフローレジンに切り替え
ても流れ出すことはない。ローフローレジンは段差を作りやすいので、ずっとロ
ーフローレジンで続けて行うことは勧められないが、このように最初のとっかか
りとなる数層を作るには、ローフローレジンの垂れない性質がうまく活かせる。

⑥　形態が変になった

　ここまで述べてきたように、3D printer technique は術者の熟練度に大きく影響
を受けるテクニックセンシティブな手技である。

　テクニックの熟練が足りない状態ではⅡ級窩洞充塡のような難しい造形にチャ
レンジせず、簡単な症例から取り組み始めて造形精度を高めてたうえで挑戦して
ほしい。

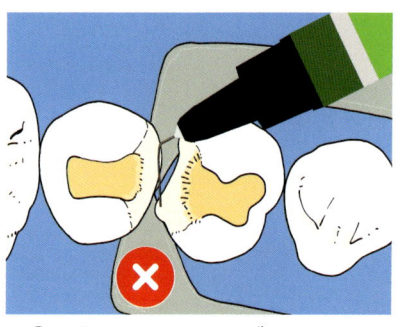

図❾❼　造形がうまくいかず、おかしな形になってしまった。そもそも論になってしまうが、造形が狙ったとおりに行えないうちはこのような難しい課題にチャレンジすべきではない

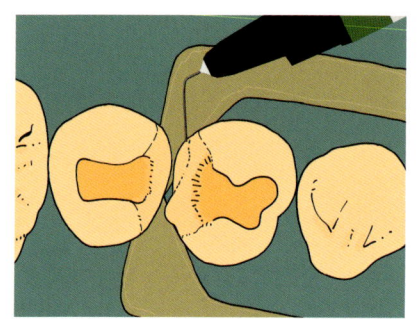

図❾❽　筆者でも時にわずかな凹みを作ってしまったり、膨らませすぎたりすることはある。凹みを修正する際は3D printer techniqueでは操作しづらく、状況を悪化させることもあり得る。Kyu-Shu Techniqueを用いることで操作に余裕があり、勝手に滑らかに仕上がる

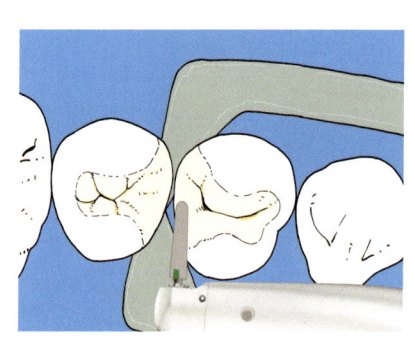

図❾❾　逆に膨らませすぎて出っ張りとなった部分の修正は削り取るしかないが、削る作業は充塡操作がすべて終わって、オキシガードを用いて未重合層を硬化させてからにしたほうがよい。未重合層があると、削片が未重合層と絡み表面荒れを起こすし、研磨器具に未重合層が絡んで切削効率が落ちる

　しかし、熟練していても、時に形態がやや乱れることもあり得る（図97）。凹んでいる箇所や段差の形態では、どうにか修正しようとしても空間が狭まり、操作スペースが狭いなかでの3D printer techniqueとなるため、条件的に不利となる。流したそばから硬化が進行してしまうので、微調整が難しくより悪化させてしまう可能性もある。そのような場合は、Kyu-Shu Techniqueが非常に有用である。Kyu-Shu Techniqueであれば操作時間に余裕があり、表面張力により容易に滑らかな曲面を得ることができる。オレンジフィルターをかけた状態で、修正したい部分の周囲にハイフローレジンを塗った後、ハイフローレジンを流し込んでいくと自然と滑らかになっていく（図98）。

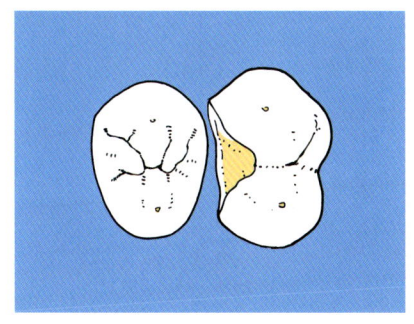

図⑩ 隣接歯の歯冠が窩洞内へ倒れ込み、修復スペースを奪っているようなケースに臨床ではよく遭遇する

　逆に膨らんでボリュームがつきすぎてしまった場合、すでに硬化していると減らすのは難しいので、いったんそのことは忘れて咬合面まですべての充塡を終了させたのち、オキシガードを塗布して最終硬化させ、プロフィン（デンツプライシロナ）などを用いて形態を削って修正する他ない（**図99**）。

　それならマトリックスと同じではないかと思われるかもしれないが、マトリックスのバリはたいてい窩縁で角張った段差として発生するため、角張りが完全に取れるまで修正するのはなかなかの手間がかかる。一方で3D printer techniqueによる膨らみのつきすぎは、緩やかな曲面であり、これを整えるのはそれほど苦労しない。

　いずれにせよ、後からの修正は面倒臭いものである。できるだけ1回で狙ったとおりの形態に仕上がるように練習を積む必要がある。

⑦　隣接歯の近接がある

　隣接面の実質欠損を放置していたり、不良な修復の繰り返しなどの結果、歯が倒れ込んで近接することで歯間が狭まっていたり、最悪だと隣接面に隣接歯冠が入り込んでいる場合がある（**図100**）。

　この状況になると、隣接歯にマトリックスの中央が押されて反り返ってしまい適合させることも難しいうえ、たとえ適合させても隣接歯に圧接されて凹みが生じてしまう。隣接歯の近接がある場合は、マトリックスにとって最も苦手とする状況といってよい（**図101**）。

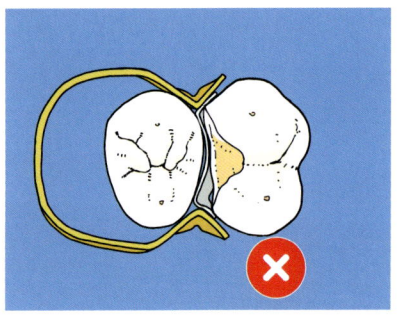
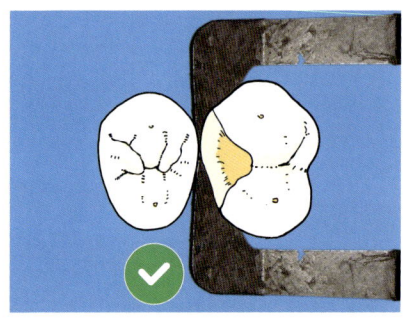

図⓵ このようなケースにおいて、マトリックスは入り込んでいる歯冠を起こすほどの離開能力はない。そのため隣接歯に押されてマトリックスバンドが凹んで折れ曲がってしまい、適合を得ることも、形態を整えることも難しいケースがある

図⓶ セパレーターは強力な歯間離開能力により、倒れ込む歯冠を若干起こすことができる。もちろん限度はあるが、その範囲のなかで正常な隣接面の豊隆を付与できるならば、マトリックスを用いるよりはよい結果を出すことができる

　もちろん、大きく歯冠がめり込んでしまっているケースでは矯正を行うことが第一選択であるが、緩やかな豊隆を設定するにあたり、ほんのわずか歯間が狭まりすぎているという場合は、セパレーターの歯間離開を強めにかけて、3D printer techniqueにて形態優先で造形するという手段を検討できる。

　もちろん、あまりに無理な力をかけすぎると問題を生じる可能性があるため、あくまでセパレーターによる離開が容易に行える範囲で行う（**図102**）。

⑧ セパレーターが食い込まない

　歯冠周囲歯肉の付着レベルが下がって歯根が露出しているケースでは、下部鼓形空隙が大きく空いているため、セパレーターを最大限に締め込んでも嘴部が食い込まず、歯間離開を得られないことがある（**図103**）。歯間離開が得られないとコンタクトを作れないため、3D printer techniqueが行えない。

　このようなケースでは、広すぎる下部鼓形空隙を小さくすることが必要である。まず、窩洞下部のコンタクトより下の部分はフリーハンドで作ることができるので、先に造形してしまう。続けて、セパレーターを設置するが、これだけではまだ

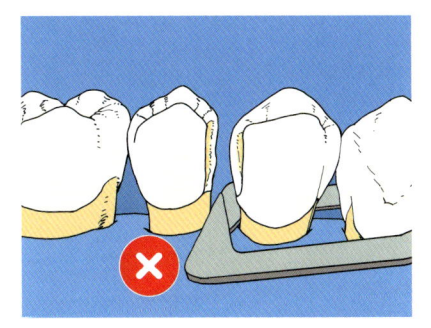

図❿❸　セパレーターによる歯間離開が、3D printer technique によりコンタクトを作るための必須条件である。歯間部の歯肉が退縮して下部鼓形空隙が大きく空いているようなケースではセパレーターがかからずテクニックを行えない

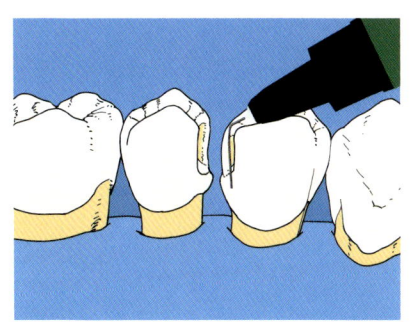

図❿❹　まずはコンタクトより下の、歯冠下部を造形する。しかしこれだけではまだセパレーターがかかる下部鼓形空隙の空間が大きく開いたままであり歯間離開はできない

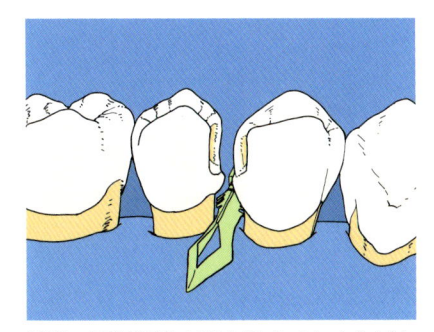

図❿❺　下部鼓形空隙を埋めてしまえばセパレーターをかけることができる。筆者はサイズの合うウェッジを入るだけ詰め込む方法をよく用いる

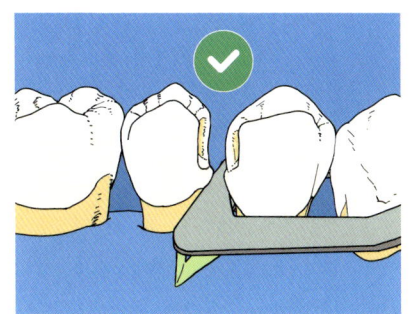

図❿❻　空間が埋まっていれば、セパレーターは有効な力を加えることができ、歯間離開が達せられる

歯根—歯根間の空間が空いたままなので、セパレーターは食い込まない（図104）。

　そこで、この空間を何か別のもので埋めてしまえばよいと考えた。筆者はよくウェッジを用いている。歯根—歯根間にウェッジを入るだけ挿入する（筆者は最大3本差し込んだ経験がある：図105）。

　そして空間が埋まったら、その上からセパレーターをかけてしまうのである。空間が満たされていれば、セパレーターは食い込むため、歯間離開を達成できる（図106）。

3D printer technique にかける想い

　映画「マトリックス」のなかで、人々はロボットにより捕えられてエネルギーを搾取されており、そうとは知らず「マトリックス」という仮想世界のなかで支配され生かされている。主人公のネオは、その世界から解き放たれることができると気づき、人々をマトリックスから救い出す救世主として動き始める。

　筆者は、歯科界の「マトリックス」も映画「マトリックス」の世界観に似ていると思う。

　皆、マトリックスしか方法はないと思い込み、気づかぬうちに支配されていたのである。

　フリーハンドで充塡を行うテクニックは、その支配から先生方を解き放つネオのような存在ではないだろうか。

　先だって樋口 惣先生が発表された Kyu-Shu Technique や、今回筆者が発表したの3D printer technique のようなマトリックスフリーで充塡する方法を発信していくことにより、先生方がマトリックスの支配から解き放たれる選択肢を得て、今後さらに優れた新たな方法が生まれてくることを願う。

　そして遠い将来、コンピュータにより制御された治療機械が口腔内で窩洞を形成し、その後の充塡は直接口腔内に入れられる小型の3Dプリンターを装着して3D printer technique のように行われる未来が来るのではないかと妄想している。

　その礎となれるよう、今後も本テクニックのさらなる修練、そして発信に努めていきたい。

CHAPTER 5

3D printer technique を活かした症例集

3D printer techniqueを活かした症例集

ここからは実際に3D printer techniqueを使った症例を供覧する。症例は3D printer techniqueを用いる難易度順に記載している。読者諸氏にはいきなり難易度の高いケースに挑戦するのではなく、可能であれば簡単な症例から順に取り組み、術式に慣れてきてから次へ移るように段階を追って挑戦してほしい。

症例Ⅰ（43歳・女性）：部分矯正の補助装置を造形する

6欠損部への6の挺出に対し、歯科矯正用アンカースクリューを用いて圧下を行った（図107）。歯科矯正用アンカースクリューでは、エラスティックチェーンをかけるフック部分が小さいため、取り付けにくかったり、外れやすかったりする（図108）。次回来院までにチェーンが外れると再度来院してもらうことになるため、予約を圧迫して他の患者に迷惑をかけてしまったり、最悪の場合クレーム

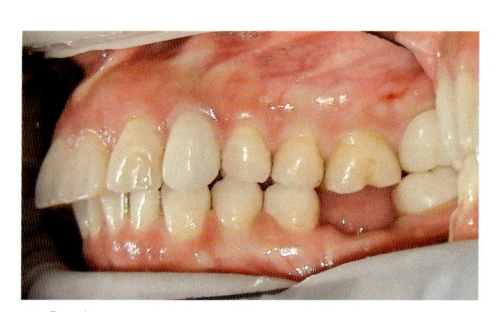

図107　6の欠損部への挺出を認める

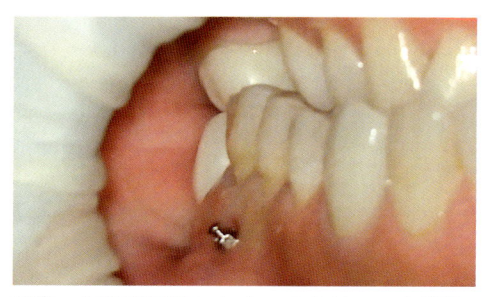

図108　歯科矯正用アンカースクリューを埋入。歯根を避けつつ皮質骨に固定を求めると斜め方向での埋入となり、エラスティックチェーンをかけるフックも上を向くため引っ掛かりが少なく維持が悪いので外れやすい

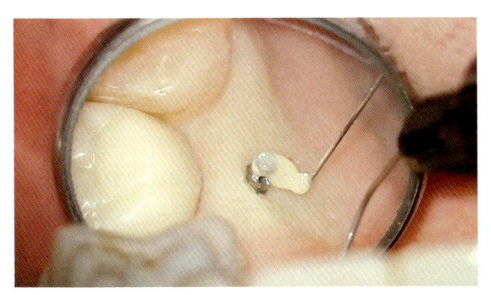

図⑩⑨　3D printer techniqueにより歯科矯正用アンカースクリューのヘッドに直接、エラスティックチェーンをしっかりとかけるためのフックを造形する

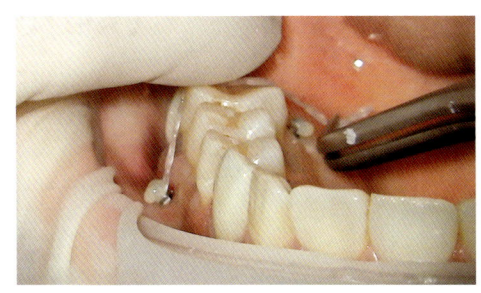

図⑩⑩　フックの付与方向を、エラスティックチェーンを引く方向と逆方向にすることで脱離に強く抵抗する

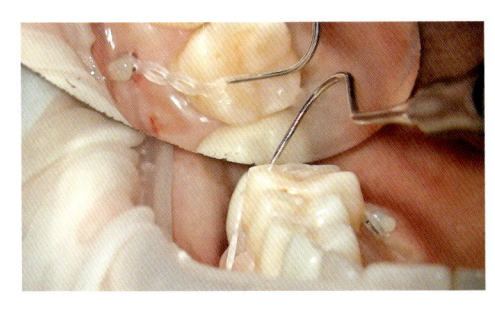

図⑪⑪　咬合面にただスリングするだけだと、エラスティックチェーンの定位が悪く、下手をすると次回来院までに歯間部に落ち込んでしまうことがある

に発展することもある。

　このようなトラブルを回避するため、歯科矯正用アンカースクリューのフック部分に3D printer techniqueを用いてエラスティックチェーンを引っ掛けるための突起を造形する（図109）。エラスティックチェーンで引く方向と反対方向を向くように膨らませることでより抜けにくくなり、しっかりと固定してくれる（図110）。

　その後、6⌋の咬合面にエラスティックチェーンをスリングして圧下力を加えるが、その際に起こりやすいのは、次回の来院までの間にエラスティックチェーンがずれて歯間部に落ち込んで、歯肉に食い込んでしまうことである（図111）。

　この問題を防ぐには、咬合面に3D printer techniqueを用いて2本の直線レールを造形（図112）し、エラスティックチェーンをこの間に挟めばずり落ちない（図113）。

　このようにアイデア次第でちょっとした補助装置を造形できるのも、3D printer techniqueの便利な使い方である【動画1】。

【動画1】

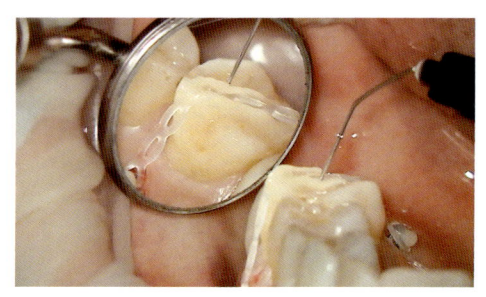

図⑫　歯面にボンディング処理を行い、エラスティックチェーンがずれないよう3D printer techniqueによりレールを付与する。このケースの場合は対合歯が欠損しているので咬合面にしっかりと付与できるが、対合歯がある場合は咬合を避けた箇所に付与する

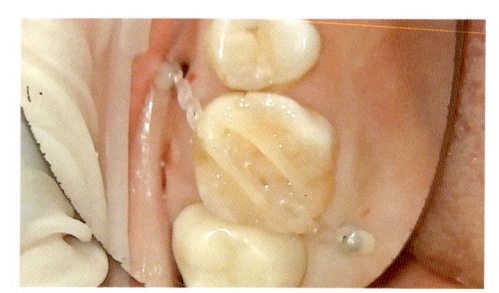

図⑬　2本のレールが付与され、エラスティックチェーンがずれないため安定した圧下力を加えられる

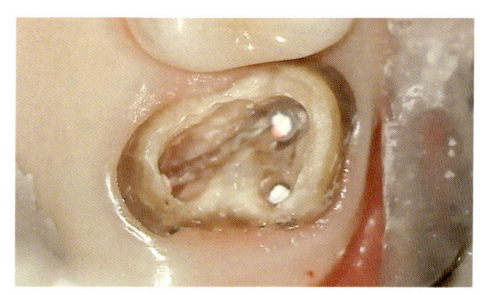

図⑭　7|のエンド隔壁の付与を行う

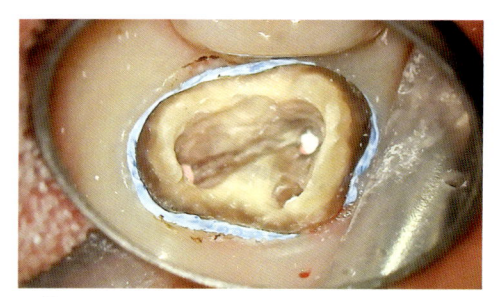

図⑮　マージンと歯肉が接していると必ずフローレジンが伝って漏れてしまう。隔壁を立ち上げる部分については念入りにマージンと歯肉を分離する

症例2（56歳・男性）：エンド隔壁を造形する

7|の再根管治療にあたり、隔壁を付与する（**図114**）。通法であれば、フローレジンを少しずつ流して光照射を何度となく繰り返して隔壁を作るか、コアレジンを一括で盛り上げた後で中央をくり抜き、余剰部分を削って調整するなど手間がかかる。

しかし、3D printer techniqueであれば、隔壁を作りたい場所に的確かつ素早く狙った形態に造形していくことができる。エンド隔壁の作製において、時間を短縮し、材料の無駄を省き、後の調整を減らすことができる3D printer techniqueは

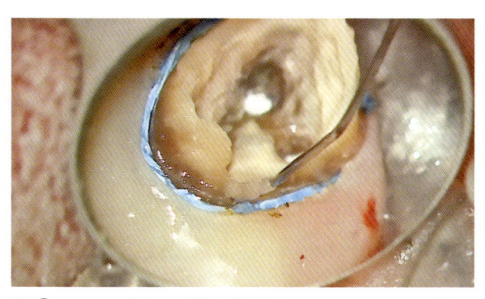

図⑯ マージンの際の部分にローフローレジンでわずかな立ち上がりを造形する。ローフローレジンは3D printer technique下ではほとんど垂れずに硬化するので漏れ出す心配は少ない。こうすることで一段高い状況を作っておけばハイフローレジンに切り替えても歯肉へと垂れる可能性は低くなる

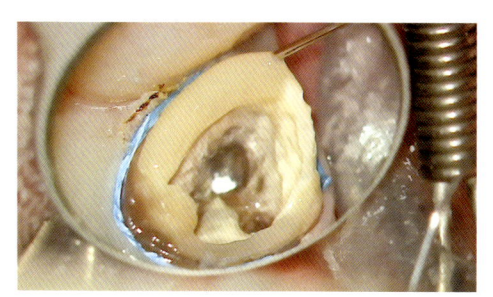

図⑰ ハイフローレジンに切り替えた。わずかに垂れて残存歯質と馴染みながら硬化し立ち上がってくれるので自然と適度な厚みになってくれる

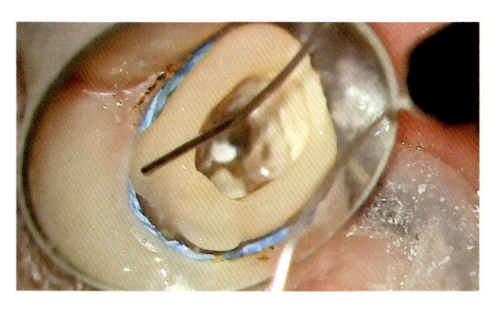

図⑱ 隔壁が造形できたら、隅角の４隅にわずかな突起を付与する。こうすることでラバーダムクランプをかけた際にしっかりとアンダーカットを掴んでくれる

非常に有用である。

　まずは、マージンに入り込んでいる歯肉をレーザーで焼灼し、圧排糸で歯肉を分離（図115）、接着処理を施したのち、3D printer techniqueを用いて隔壁の足りない部分を造形していく。本症例では圧排糸に近い部分には縁から流れ出さないようローフローレジンを用いて高さを出し（図116）、立ち上がりを作った後でハイフローレジンを流して滑らかに盛り上げている（図117）。

　また、クランプをかける際にしっかりとしたアンダーカットがあるとラバーダムを安定して保持できるため、エンド処置に集中でき安心感が得られる。3D printer techniqueは自由自在に造形が可能なので、エンド隔壁の歯頸部隅角付近に突起を造形することで、クランプの嘴がかかる構造を作ることができる（図118）。

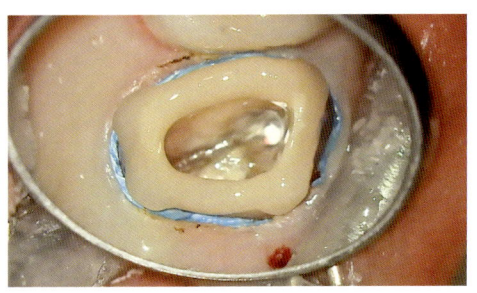

図⑲ 隔壁が造形できたら、隅角の4隅のところにわずかな突起を付与する。こうすることでラバーダムクランプをかけた際にしっかりと支台をつかめるアンダーカットが用意できる。こうした仕掛けを簡単に造形できるのが3D printer techniqueのよいところである

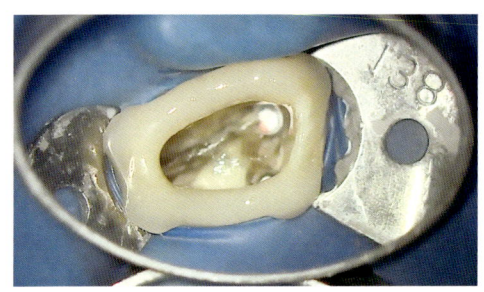

図⑳ ラバーダムを装着したところ。クランプの嘴がしっかりと突起にかかって安定している

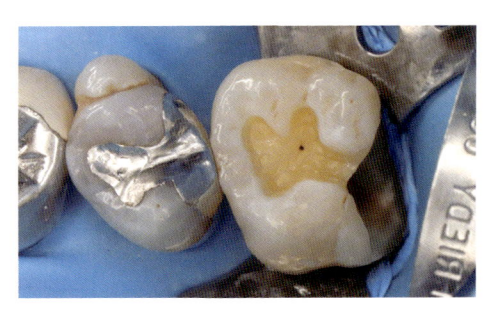

図㉑ 7が欠損しており、6の遠心は遊離端となっている。コンタクトの再現が必要ないので自由度が高く、造形に失敗しても後から修正するのは難しくないので練習には最適である

　隔壁が完成（図119）し、ラバーダムを装着した（図120）。クランプがしっかりと造形した突起のアンダーカットを捉えている【動画2】。

症例3（63歳・女性）：遊離端側の歯質欠損を造形する

　3D printer techniqueに熟練していない段階で、いきなりコンタクトを含む隣接面窩洞に挑戦することは、たいへん難易度が高く失敗しやすいのでお勧めできないが、遊離端側の修復であれば失敗しても後から修正することはたやすい。最初はこういった症例から練習を積むことをお勧めする。

　本症例では、6の遠心窩洞を充塡している。7が欠損しているため遊離端部となり、コンタクトの再現が要らないぶん自由度が高く、失敗しにくい（図121）。

【動画2】

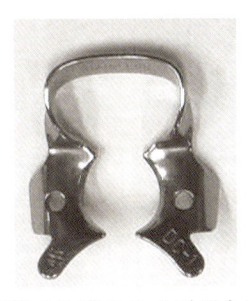

図⑫ 本症例では嘴のサイズが合わず使えなかったが、ディスタルクランプはウイングが遠心方向に折り返してあり、遠心側に広いスペースを取ることができる。最後方歯の遠心側を処置する際に重宝する

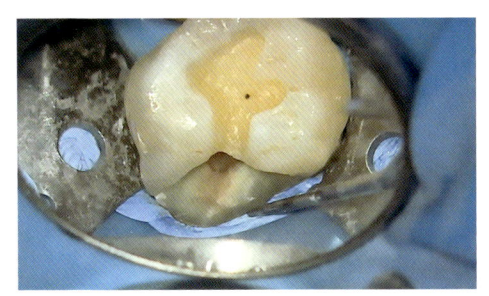

図⑬ 窩縁をラバーダムから分離することは3D printer techniqueにおいてたいへん重要である。クランプの嘴の下から歯肉溝内にかけて圧排糸やシールテープを押し込み、ラバーダムをしっかりと押し下げる

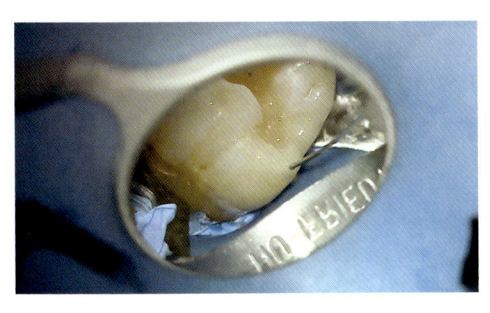

図⑭ 3D printer techniqueにより形態を造形していく。動画で確認してほしいが、とにかくミラーワークを駆使してさまざまな方向から観察し歯の立体構造をつかむことがポイントである

　なお、本症例ではクランプの嘴部がちょうど窩洞内に入ってしまい使えなかったが、このようなシーンではディスタルクランプ（日本歯科工業社）を用いるほうが術野を広く確保できるためお勧めである（図122）。

　圧排糸やテフロンテープを用いて遠心のラバーダムを押し下げて、窩縁を歯肉縁上に出し（図123）、3D printer techniqueで遠心面を造形していく（図124）。遊離端Ⅱ級窩洞の難しさは隣接歯がないために高さの目安が少ない点であるが、本症例においても咬合調整はほとんど行わなかった。歯の元の形態が残っている部分から、欠損している部分の形態を逆算して造形していくわけだが、解剖学的形態の認識が正しく、そのとおりに造形できるならば、大きく外すことはない（図125、126）【動画3】。

【動画3】

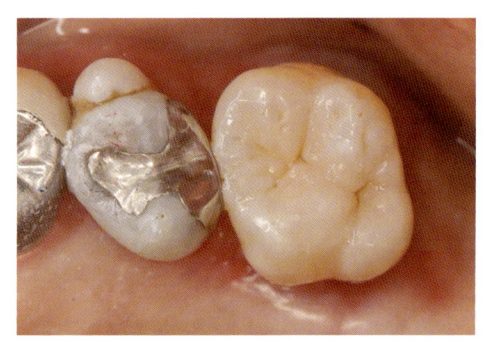
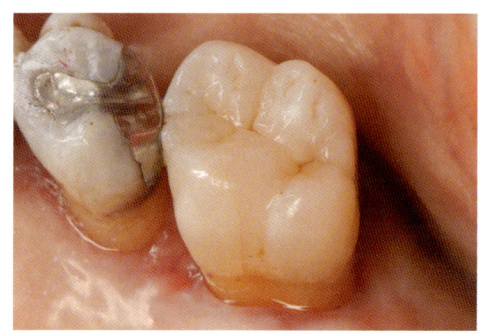

図⑫⑤　完成した咬合面観

図⑫⑥　少し遠心口蓋側から見てみると、大臼歯遠心独自の形態の立体感を再現しているのがわかると思う。このような造形はマトリックスでは難しい

症例4（35歳・女性）：コンタクトより上、固有咬合縁を造形する

　初心者の段階でいきなりセパレーターによる歯間離開からコンタクトを再現することは、かなりハードルが高い。

　広範囲になるほどその3次元的な空間把握能力と3D printer techniqueによる構造を再現する造形力が問われるうえ、コンタクトの微妙な接触をコントロールしなくてはならず、決して簡単ではない。

　筆者も3D printer techniqueを始めた最初のころは、マトリックスを用いてコンタクトまでを作製した後、セパレーターを装着してコンタクトより上の固有咬合縁の造形を3D printer techniqueで行っていた。

　マトリックスでコンタクトより上の部分まで作ろうとすると、どうしても上部鼓形空隙が閉じて鋭角な部分ができてしまい、後で削って丸みをつけなければならなくなるので、とてもたいへんである。3D printer techniqueであれば、逆に角は作れないが、丸みを帯びさせるのは得意である（図127）。

　本症例は筆者がマトリックスを使っていたころの古い症例（図128）であるが、本症例でもまずはシールテープを併用してマトリックスをしっかりと適合させ（図129、130）、コンタクトまで充填（図131）し、硬化させた後にマトリックスを撤去。セパレーターに切り替えて歯間離開し（図132）、コンタクトから上の固有

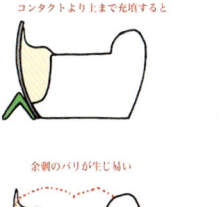
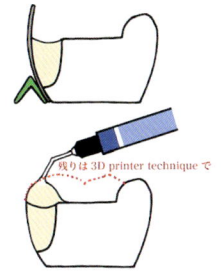

マトリックス単独　　3D printer technique 併用の場合

コンタクトより上まで充填すると　　コンタクトまで充填する

余剰のバリが生じ易い　　残りは 3D printer technique で

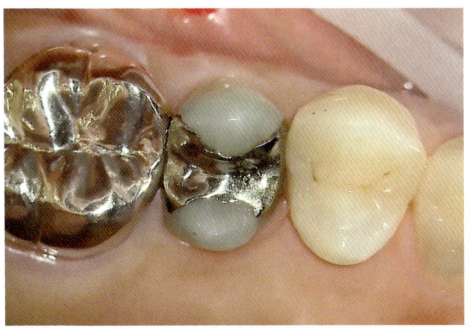

図❷　マトリックスでコンタクトより上の部分を充填すると、図のように上部鼓形空隙がストレートになりやすく、後で削って修正しなければならないバリを生じやすい。コンタクトまでをマトリックスで充填し、3D printer technique で続ければ丸みをもった形態を付与できる

図❷　筆者が一眼レフカメラを使い始める前の症例のため動画からのキャプチャで画像が荒い

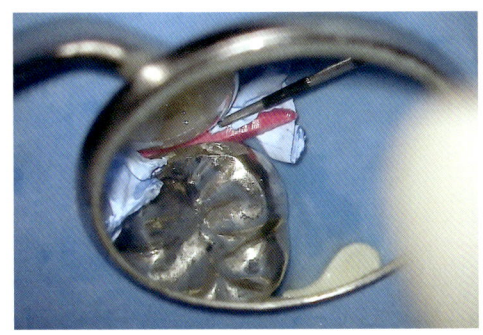
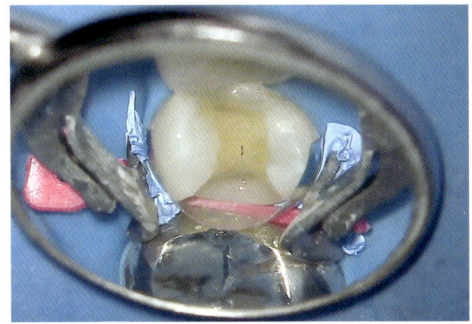

図❷❸　シールテープを駆使して可能なかぎりマトリックスと隙間なく設置した

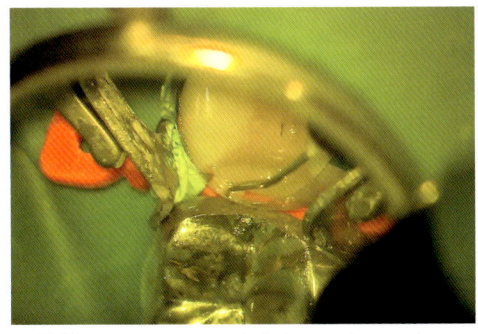
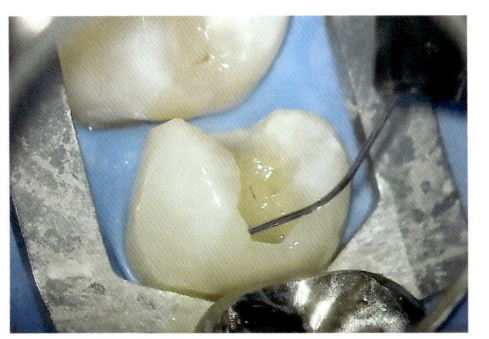

図❸❷　コンタクトの高さまでマトリックスで充填したのち、セパレーターに切り替えて固有咬合縁を3D printer technique を用いて造形する

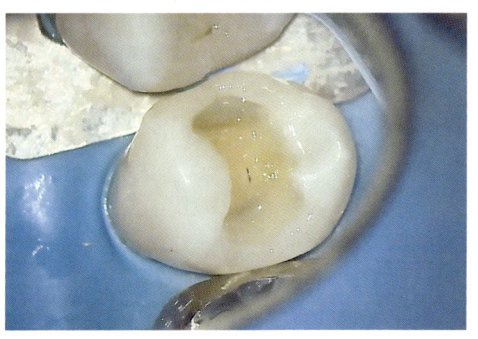

図⓭　固有咬合縁の造形が終了したところ。マトリックスのように適合の手間もかからず、バリも生じずあっという間に終了する

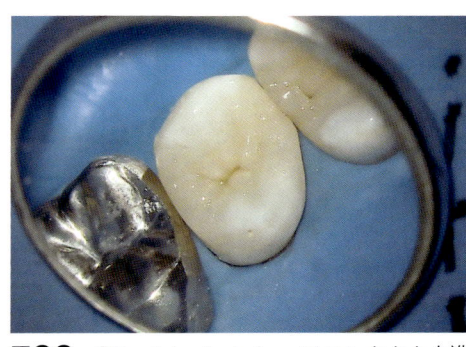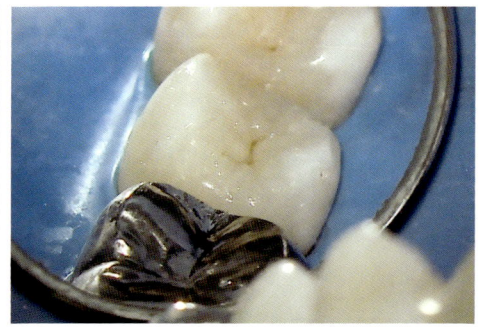

図⓮⓯　3D printer techniqueでコンタクトを造形するのは初心者には難易度が高い。まずはこのような限られた範囲で失敗の少ない造形からチャレンジしていくことでテクニックの感覚を掴んでほしい

咬合縁を3D printer techniqueで再現した（**図133**）。**図134**は I 級窩洞を充填し終えた咬合面である。3D printer techniqueにより辺縁部は丸みをもって再現され、修正が要らない（**図135**）。

　この場面での使用であれば、難易度の高いコンタクトの再現はすでに終わっているため、ハードルはそれほど高くない。そのうえ、日常臨床で遭遇することの多い状況であるため、このような使い方を日常化していくことで、だんだんと3D printer techniqueの習熟が進んでいき、コンタクト部分まで作製できるだけの自信がついてくるはずである【**動画4**】。

【動画4】

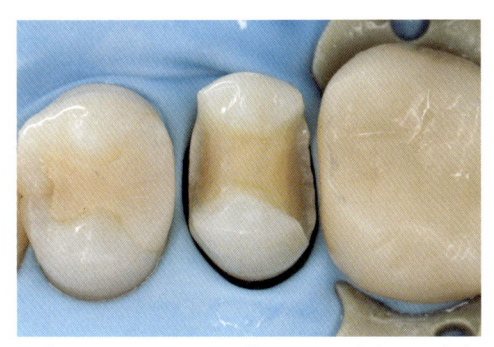

図⑯ セパレーターの嘴がかかる遠心の隅角部の歯質は比較的多く残っている

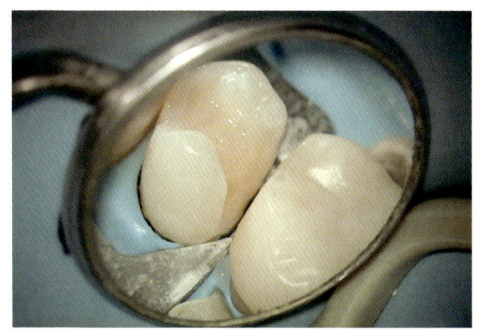

図⑰ セパレーターを装着。嘴は歯質の強度のあるところに効果的にかかり、窩縁までの距離も離れており、歯肉に過度のダメージを与えていないことを確認する

症例5（38歳・男性）：コンタクトを造形する

　セパレーターを用いて、コンタクトを再現した症例である。コンタクトを含むⅡ級窩洞のなかでも難易度はいろいろあるので、難易度が低いものから始めてほしい。

　初心者におあつらえ向きなのは、再現すべき豊隆が複雑でなく、滑らかな1豊隆で仕上げればよい整った歯列の遠心Ⅱ級窩洞の症例である。豊隆の形態が複数であったり、歯列に乱れがあるなどして、付与すべき形態が複雑になると、再現すべき形態の難易度が高くなってしまうので、そうでないものを選んで経験を積んでほしい。本症例の場合、⌊5 遠心面は比較的なだらかな1豊隆となっている場合が多く、隣接する⌊6 の補綴物の形態が丸みを帯びた歯冠なので非常に造形しやすい（図136）。

　隅角の部分の歯質がある程度強固に残っており、3D printer technique の際に邪魔になる位置にセパレーターの嘴がこないので、最初から装着した（図137）。⌊6 近心の豊隆と対称形を意識しながら、コンタクトとなる最大豊隆部をセパレーターで広げた距離より少し狭くなるよう近づける（図138）。この距離感覚は、何度もやっていくうちに慣れてくる。セパレーターを外し、フロスを通したところ、適

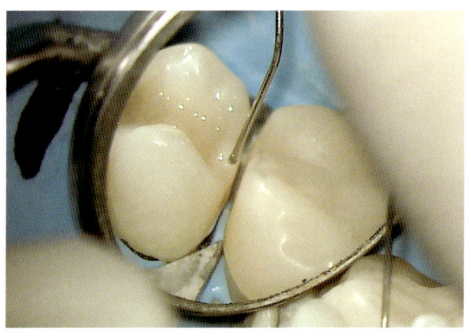

図⓭ 3D printer techniqueによるⅡ級窩洞充填において5|5遠心部は最もやりやすい場所の一つといえ、初心者にお勧めな部位である

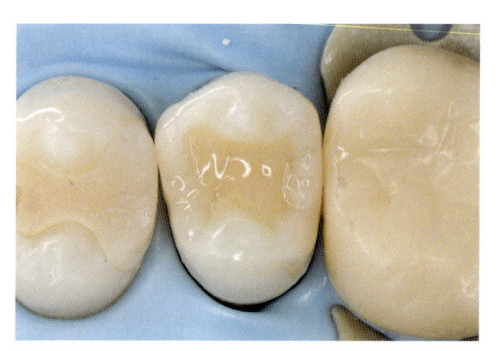

図⓭ 3D printer techniqueによる固有咬合縁の造形が終わりⅠ級窩洞化が終了した状態

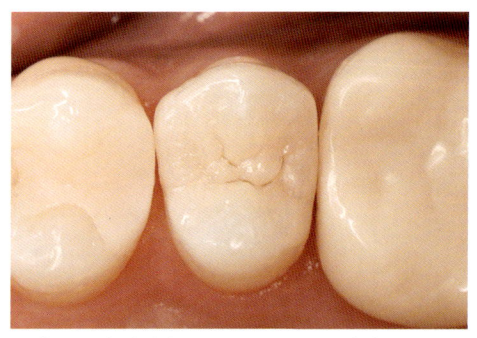

図⓮ 固有咬合縁の細かな凹凸の付与により、天然歯形態を模した細かな皺の刻まれた辺縁隆線をリアルに再現できた

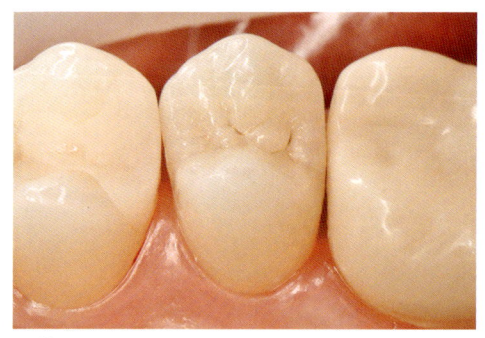

図⓮ 頬舌的、上下的に整った鼓形空隙を付与することができた

切なコンタクトが得られている（図139）。術後はきれいな鼓形空隙が得られている（図140、141）【動画5】。

　もう1症例を提示する。5|遠心が広めのⅡ級窩洞である（図142）。5|遠心も滑らかな1豊隆形態として捉えて差し支えなく、歯冠の頬舌幅も狭いので非常に簡単なケースであり、下顎ミラーテクニックが苦手な先生も挑戦しやすい（図143）【動画6】。

【動画5】

【動画6】

症例6（43歳・男性）：両隣接の連続したⅡ級窩洞を充填する

　症例5が問題なくこなせるようになったら、続いて挑戦してもらいたいのは両

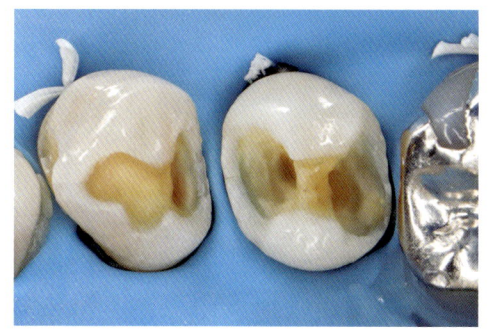

図⓲ 隅角がほとんど残っておらず、要件を満たしてマトリックスを設置するのは難易度が高いが、3D printer technique ならば逆に広い滑らかな1豊隆というのは容易なケースである

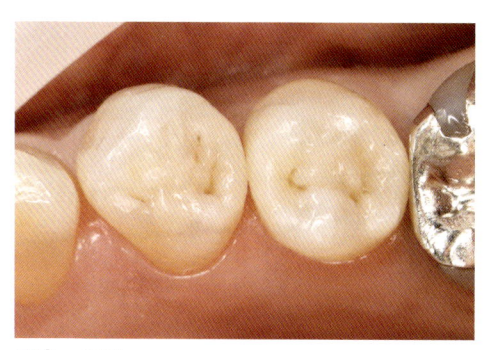

図⓳ 術後

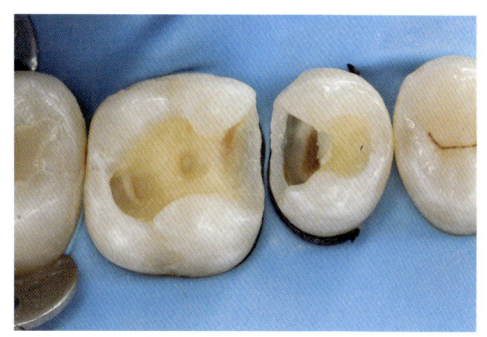

図⓴ 歯列も整っており、隅角もある程度残っている非常にイージーなケース

隣接歯の連続したⅡ級窩洞の充塡である。

　この状況の難しいところは、辺縁隆線が両側とも失われていることにより、再現すべき形態やコンタクトの高さの目安の情報が少なくなってしまっていることである。

　歯列の連続性が保たれていれば、隣り合うコンタクトのラインから読み解くこともできるが、これが乱れていると復元するために歯の立体的な形態解剖学に対する高い解像度が不可欠となる。

　1つ目の症例は、⑤⑥間にわたる連続したⅡ級窩洞である。窩洞形成が終了したら（**図144**）、⑥近心から造形を開始していく（**図145、146**）。続いて、⑤遠心の

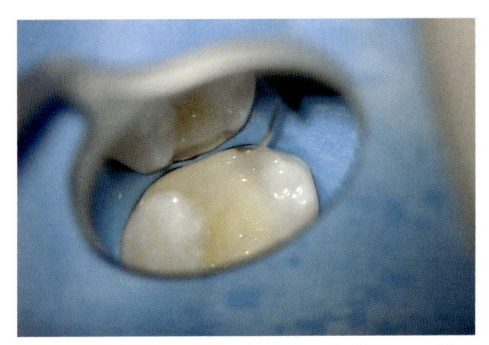

図⑮　まずは6|の近心窩洞から充塡する。前述のとおり連続したⅡ級窩洞では奥の窩洞から修復することが基本となる

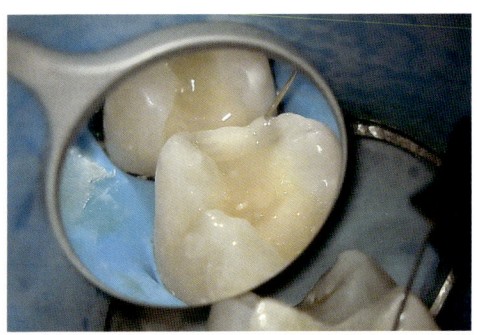

図⑯　6|の近心辺縁隆線部の造形。6|の近心辺縁隆線は発達して高さもあり、複数の細かな豊隆の繰り返し構造がみられる

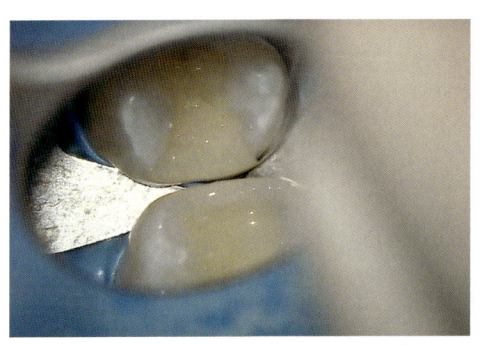

図⑰　続いて5|の遠心窩洞を充塡する。5|の遠心は滑らかな1豊隆でとても作りやすい

造形を行う。元々の天然歯形態を想像しながら豊隆を付与してやれば、自然とコンタクトを再現できる（**図147**）。**図148、149**に術後の状態を示す【**動画7**】。

　また、狙って形態を改変することも考慮する。

　2症例目では、4|の歯軸が舌側に倒れており、元々の歯牙形態に戻すことを考えるだけでは条件が悪くなってしまう（**図150、151**）。そこで、3D printer techniqueにより4|の形態を現実的な範囲で改変して、鼓形空隙を正常な歯列のイメージと整えることで、自浄性、清掃性のよい条件に回復させることを試みた。4|のインレーを除去し（**図152**）、窩洞形成を終了したら（**図153**）、普通に窩洞内に

【動画7】

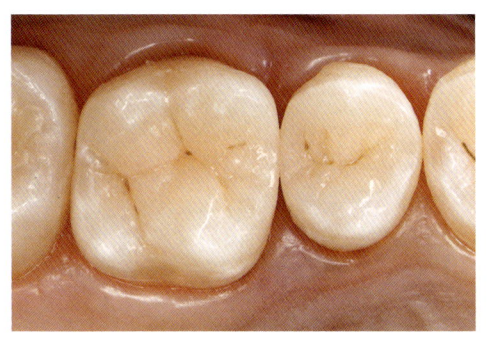

図⑭ 咬合面観。頬舌的に整った鼓形空隙を描いている

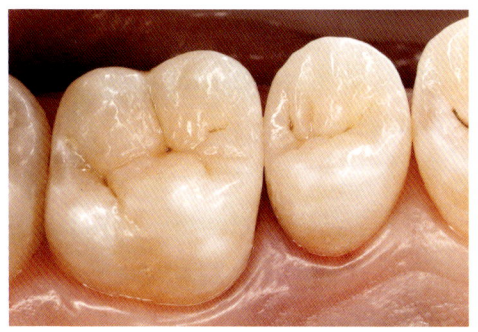

図⑭ 口蓋側方向から見ると、固有咬合縁を形成する隆線の繰り返し構造による細かな凹凸が再現できていることがわかる

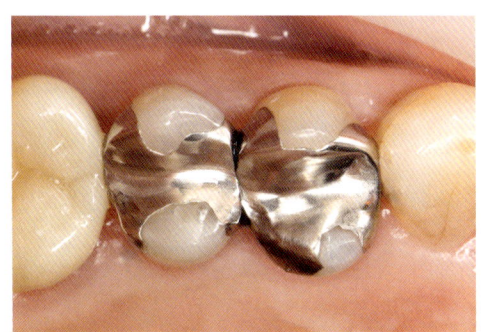

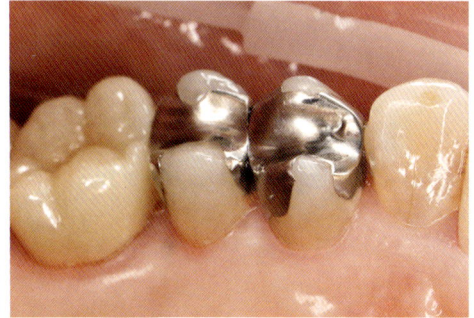

図⑮⑮ 術前。4の歯軸が舌側に捻転しつつ傾斜しており、インレーの鼓形空隙を見ても乱れていることがわかる

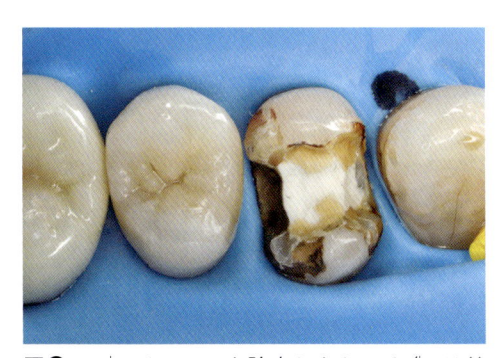

図⑮ 4のインレーを除去したところ（5は前回治療済み）。内部はセメントの劣化に加え、う蝕もみられた

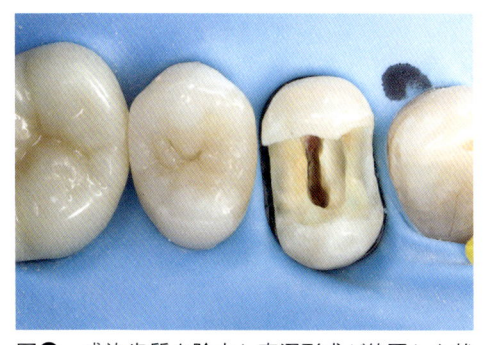

図⑮ 感染歯質を除去し窩洞形成が終了した状態。失活歯であるが、歯質はある程度残存していること、患者の希望もあり、今回はCR修復を選択した

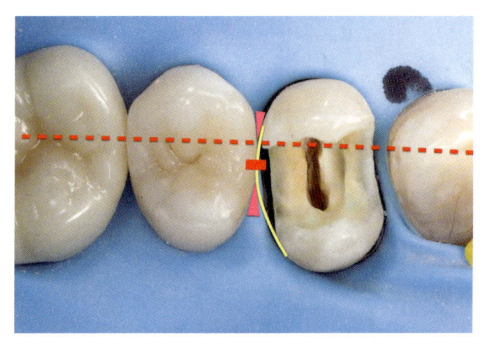

図❶❺❹ 残りの歯質から想像される元あった歯冠外形は黄色のようなラインになり、これではコンタクトの位置がおかしくなり、鼓形空隙が乱れて自浄性や清掃性が悪い

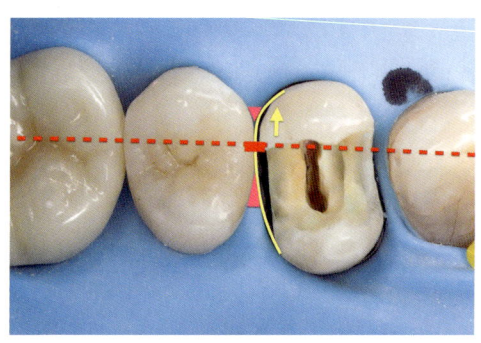

図❶❺❺ 遠心頬側隅角の頬側面のカーブから盛り足して、歯冠形態を改変すると、適切なコンタクト位置と整った鼓形空隙を付与できる

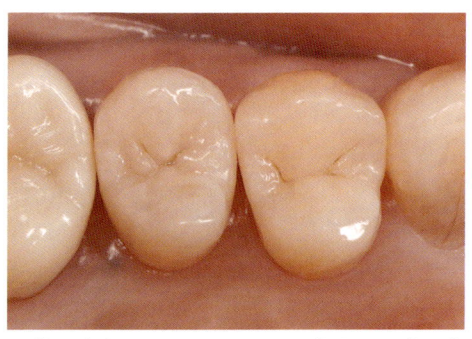

図❶❺❻ 咬合面観。コンタクトの位置を正常な歯列における理想的な位置に設定し、これを基準に4┤遠心の形態を3D printer techniqueにより改変したことで整った鼓形空隙が得られた

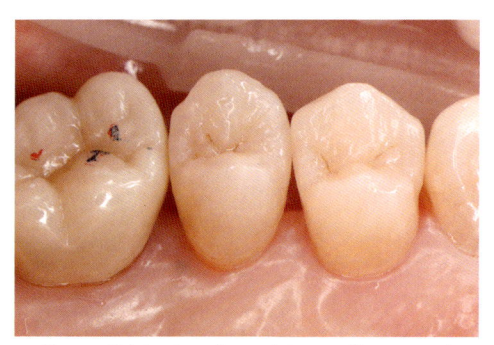

図❶❺❼ 口蓋側面観。歯冠形態を調整しても違和感なく見えるよう全体に帳尻を合わせている

充填するだけならば、コンタクトの位置は**図154**のようになるため、自浄性や清掃性が悪くなることが予想される。そのため、3D printer techniqueにより4┤の遠心頬側の隅角を頬側へと盛り足して位置を変更することで歯冠外形を変え、コンタクトの位置を頬側へ移動することを試みた（**図155**）。術後を**図156、157**に示す。4┤遠心頬側隅角の位置を変更したことにより、5 4┤間の歯列の乱れを補正して、自浄性・清掃性の高いコンタクトを付与することができた。

　もちろん、矯正により正常な歯列へ改善することがより理想ではあるが、治療期間の長期化や後戻りの問題なども伴うことになる。

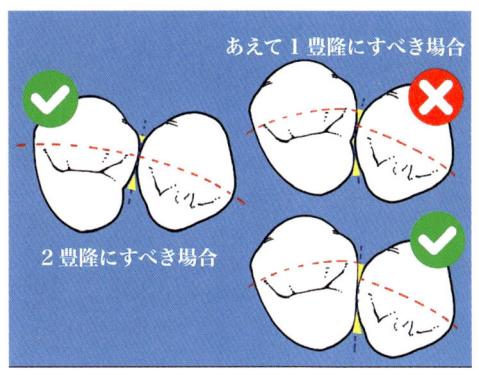

図⓲　歯列が整い、正常な位置にコンタクトがあれば上顎4の形態は2豊隆である意義がある。しかし歯列の乱れから、上顎4の2豊隆の間に上顎3が収まるような位置関係の場合は2豊隆が仇となり清掃性が落ちる

　矯正を選択せず、いまある歯列の状態で修復するとした場合、3D printer techniqueに熟達していれば、自浄性・清掃性を考慮した条件のよい形態を狙って付与することができる【動画8】。

症例7（72歳・女性）：2豊隆など複雑な形態をもつ隣接面の再現を行う

　3D printer techniqueに熟達し、1豊隆の単純な形態の隣接面を狙った位置でコンタクトさせられるようになったら、続いて挑戦してもらいたいのは複雑な豊隆を描く隣接面形態の再現である。

　前述したように、上顎4の近心面が2豊隆となっているのには理由がある。1豊隆にしか作れないと、自浄性や清掃性の悪化、咬合調整の増加、何より修復したその形態が上顎4らしく見えない。

　もちろん歯列に乱れがあり、上顎3とのコンタクトが正常な位置に来ないなど状況によってはあえて1豊隆で仕上げると選択すべきときもあるので、状況により判断してほしい（**図158**）。

　1つ目の症例は、前項の2症例目の4|の近心窩洞の充塡である（**図159**）。図159

【動画8】

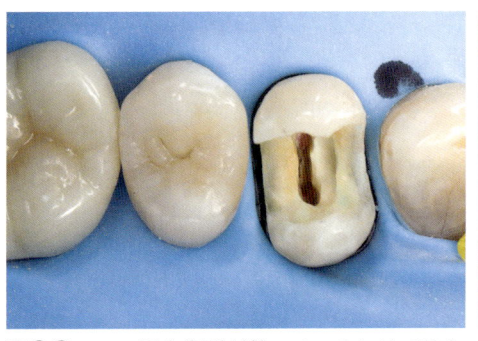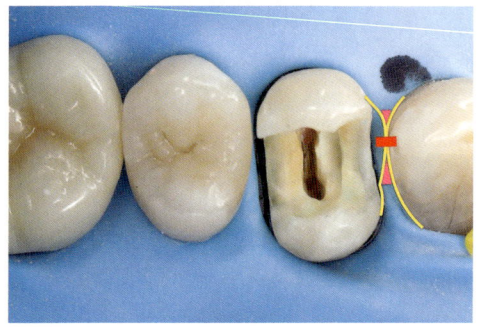

図❶❺❾❻⓿　この場合歯列が整っているわけではないが、近心側の４３間のコンタクトの位置関係は悪くない。2豊隆で仕上げて問題のないケースである

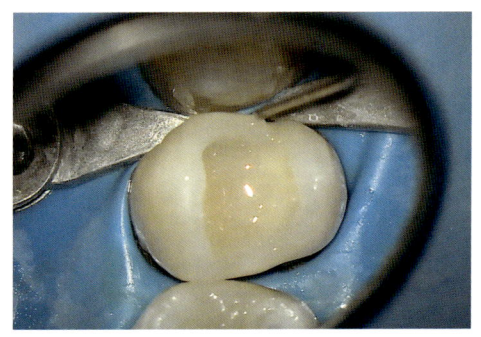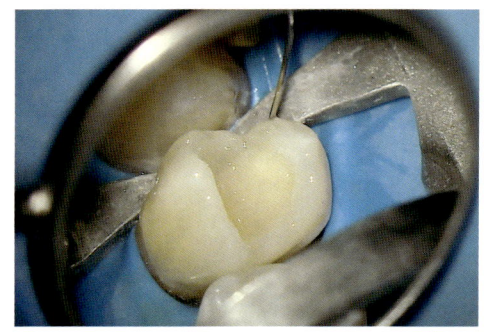

図❶❻❶　まず頬側の１豊隆を３の遠心面を眺めながら対称形になるよう仕上げていく

図❶❻❷　その後、舌側の豊隆を造形する

のような歯列であれば、2豊隆で仕上げる意義は大きい（**図**160）。

　まず、3|遠心隣接面の形態を眺めながら、それと対称形となるよう4|近心頬側の豊隆の形態を調整しながら１豊隆目を造形する（**図**161）。そうすることで４３|間のコンタクト、鼓形空隙の形態をまずは整える。頬側の豊隆を作り終えてしまえば、舌側の１豊隆は3|との間に空間も空いているため、造形が簡単である（**図**162）【**動画９**】。

　2症例目は同じく|4の近心窩洞の充填である（**図**163、164）。窩洞形成終了時（**図**165）、|4が頬側に出ており、このケースの場合はあまりくっきりと2豊隆に仕上げることがよい結果にならないので、ニュアンス程度に止めるほうがよい（**図**166）。図167は、Ⅰ級窩洞化が終了した状態である。術後の状態をみると（**図**168、

【動画９】

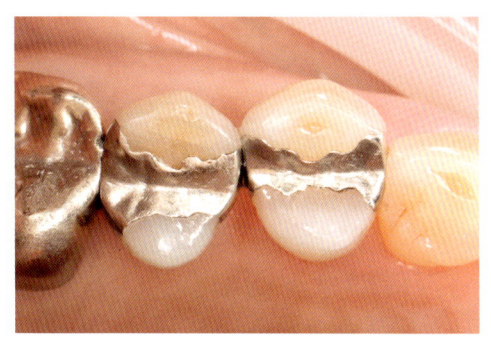

図❶❻❸　咬合面観。頬側への転移がみられる

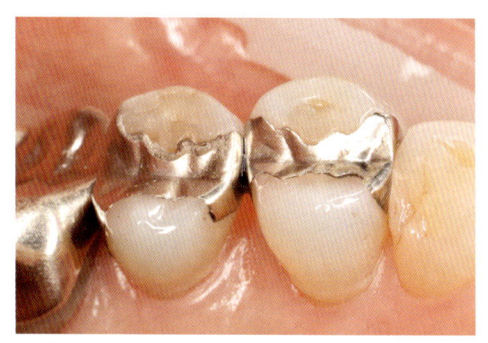

図❶❻❹　口蓋側面観。2豊隆の分岐の位置にコンタクトが近く、あまりしっかりと2豊隆を付与すると清掃性が落ちてしまう

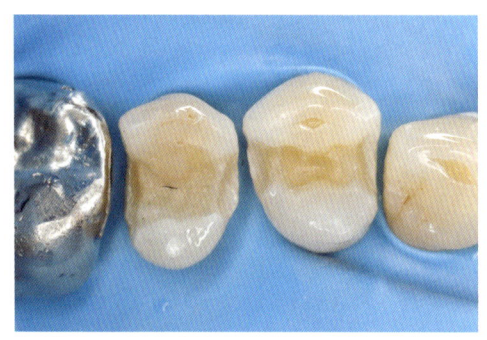

図❶❻❺　窩洞形成終了時。￲4￲の2豊隆の分岐の位置に￲3￲の遠心豊隆が収まっている

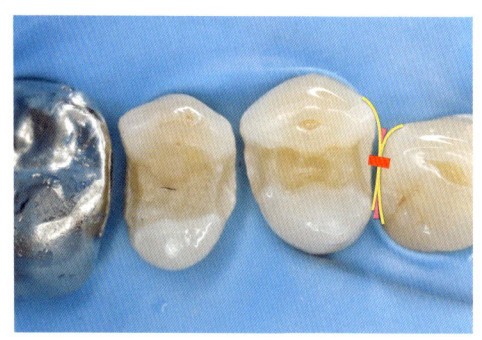

図❶❻❻　そのためあえてはっきりとした2豊隆を造形せずニュアンス程度に留め、なおかつ少し舌側寄りのところで分岐させるデザインにする

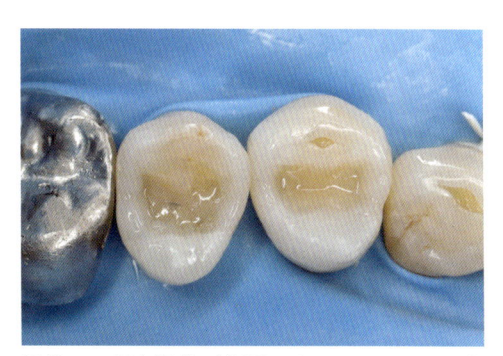

図❶❻❼　Ⅰ級窩洞化が終了したところ。ほんの若干でも2豊隆になっているだけで￲4￲らしい特徴を感じさせる

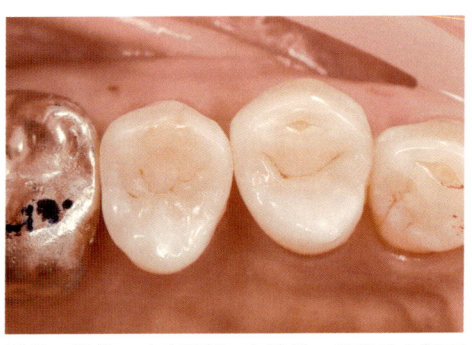
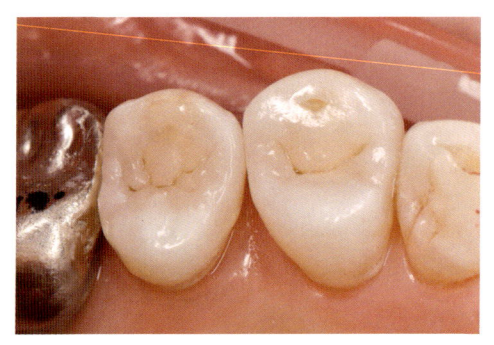

図❶❻❽　術後の咬合面観。自浄性・清掃性を低下させない程度に２豊隆を付与し、|4らしい自然な外観を与えている

図❶❻❾　術後の口蓋側面観。こちらから見るとほとんど２豊隆に見えない程度となっている

【動画10】

169）、先ほどの症例に比べ、２豊隆をあまり明瞭に付与していないことがわかる。こういった造形の強弱を自由にコントロールできるのが、3D printer techniqueのよいところである【動画10】。

「3D printer technique 道場」と「seminar8」開催情報はコチラから！

●3D printer technique 道場

　本書の『3D printer technique』をたっぷりの実習と、筆者の直接指導で学ぶことのできるセミナー。1日である程度のテクニックの習熟を得ることができる。

● seminar8

　『3D printer technique を極めるコツ』で紹介した、「臼歯形態への理解」を深められる、形態にフォーカスした筆者のプライベートセミナー。ダイレクトボンディングのライブオペや、充塡手法の講義と実習もある。

おわりに

　2016年、顕微鏡歯科治療を始めてすぐ三橋 純先生に出会い、何度も見学を受け入れてくださいました。そのなかで得たことが考案のきっかけとなったことを三橋先生に心から感謝申し上げる。

　2020年、コロナウイルス感染症による世界的な混乱で物流にも異変が起き、愛用していたマトリックスバンドの供給が一時期完全に絶えた。これにより退路を断たれるかたちで、筆者は完全にマトリックスに頼らない道を選び、手技の確立に力を注ぐことができた。コロナ渦も悪いことばかりではなかった。そういう意味では感謝している。

　2023年、日本顕微鏡歯科学会の学会誌「MICRO」に寄稿することにしたが、これまでまったく論文というものに触れてこなかった筆者に、事細かく書き方を指南くださり、導いてくださった辻本恭久先生に心より感謝申し上げる。

　2024年、3D printer techniqueを広めるため、「3D printer technique道場」を開始することにした。「道場」と名を冠したのは、弟子として師匠である三橋 純先生の「ミラーテクニック道場」の名をいただきたかったからである。

　レクチャーを真っ先に受けに来てくださった顕微鏡歯科治療の師である三橋 純先生と、ダイレクトボンディングの師である青島徹児先生、2人の師匠に本当に感謝の気持ちでいっぱいである。また、書籍化にあたりKyu-Shu Tecniqueの項目のチェックをいただき、掲載の許可を下さった樋口 惣先生、本当にありがとうございます。これからもマトリックスフリーな世界の実現のため協力させてください。

　そして1回目の道場を見学に来てくださり、すぐに書籍化の話を決めてくれたデンタルダイヤモンド社編集長 山口徹朗さんにも感謝申し上げる。

　英語も喋れない筆者に海外講演の機会をくださった、台湾、メキシコの先生方にも「謝謝！」「gracias！」

　本テクニックに興味をもってくださり、この本を手に取ってくださったすべての先生方、ありがとうございます！

　最後に、こんな変わり者の筆者をサポートしてくれている家族の愛情に、めいっぱいの感謝を込めて筆を擱く。

野亀慶訓

著者略歴

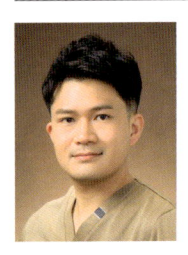

野亀慶訓 (のかめ よしのり)

2010年　日本大学松戸歯学部卒業
2011年　野亀歯科医院　副院長

日本顕微鏡歯科学会　認定医・認定指導医
日本顎咬合学会　咬み合わせ認定医
日本口腔インプラント学会

関連分野におけるおもな著書・論文

- Yoshinori Nokame: USE OF MICROSCOPE ILLUMINATION TO GRADUALLY HARDEN FLOW RESIN IN FREE-HAND CLASS 2 CAVITY FILLINGS: A CASE REPORT. The International Journal of Microdentistry, 14(2)：82-91, 2023.
- 野亀慶訓：お悩み解決！　マイクロスコープのQ&A. イメージと臨床が結びつく スタートアップ！マイクロスコープ，46(14)：120-121，2021.
- 野亀慶訓：マイクロスコープの照明によりフローレジンを緩徐に硬化させてフリーハンドで2級窩洞充填を行った1症例. マイクロデンティストリー YEARBOOK 2024．72-81，2024.
- 野亀慶訓：2級窩洞充填の常識が変わる！「3Dプリンターテクニック」. ザ・クインテッセンス，42(12)：3-5, 2023.
- 野亀慶訓：修復治療におけるマイクロスコープの使いこなし術. 日本歯科評論，80(6)：105-112，2020.
- 野亀慶訓：マイクロスコープを活用した"見せる"治療がもたらしたもの. デンタルダイヤモンド，45(16)：78-87，2020.
- 野亀慶訓：臼歯部レジン充填修復における解剖学的形態の重要性. デンタルダイヤモンド，49(1)：41-47, 2024.
- 野亀慶訓：臼歯部充填時の解剖学的形態の付与. 臨床の玉手箱，デンタルダイヤモンド社，東京，2024：114-117.
- 野亀慶訓：人気プレゼンテーターに聞くプレゼンテーションの極意　伝わりやすく・おもしろくする工夫. 歯科医療従事者のためのkeynote超入門for Mac, クインテッセンス出版, 東京，2025：80-81.

脱マトリックス！
フリーハンドのⅡ級窩洞 CR 充填　3D printer technique

発行日	2025年4月1日　第1版第1刷
著　者	野亀慶訓
発行人	濵野 優
発行所	株式会社デンタルダイヤモンド社
	〒113-0033　東京都文京区本郷 2-27-17　ICN ビル 3 階
	電話 = 03-6801-5810 ㈹
	https://www.dental-diamond.co.jp/
	振替口座 = 00160-3-10768
印刷所	能登印刷株式会社

©Yoshinori NOKAME, 2025
落丁、乱丁本はお取り替えいたします